CLINICAL HANDBOOK
OF
OROFACIAL MYOFUNCTIONAL THERAPY

口面肌功能治疗
临床诊疗手册

主　编　史　真

编　者　史　真　路正刚

绘　图　刁　树　张　迁　张博志

演　示　滕延萍

人民卫生出版社

图书在版编目（CIP）数据

口面肌功能治疗临床诊疗手册 / 史真主编. —北京：人民卫生出版社，2016

ISBN 978-7-117-23052-0

Ⅰ. ①口… Ⅱ. ①史… Ⅲ. ①口腔正畸学－手册 Ⅳ. ①R783.5-62

中国版本图书馆 CIP 数据核字（2016）第 190296 号

| 人卫智网 | www.ipmph.com | 医学教育、学术、考试、健康，购书智慧智能综合服务平台 |
| 人卫官网 | www.pmph.com | 人卫官方资讯发布平台 |

口面肌功能治疗临床诊疗手册

主　　编：史　真
出版发行：人民卫生出版社（中继线 010-59780011）
地　　址：北京市朝阳区潘家园南里 19 号
邮　　编：100021
E - mail：pmph @ pmph.com
购书热线：010-59787592　010-59787584　010-65264830
印　　刷：三河市宏达印刷有限公司
经　　销：新华书店
开　　本：787×1092　1/16　印张：9
字　　数：152 千字
版　　次：2016 年 9 月第 1 版　2024 年 3 月第 1 版第 12 次印刷
标准书号：ISBN 978-7-117-23052-0/R · 23053
定　　价：68.00 元

打击盗版举报电话：010-59787491　E-mail：WQ @ pmph.com
（凡属印装质量问题请与本社市场营销中心联系退换）

序 一

　　口腔的解剖结构与肌肉功能密切相关,肌肉功能对于口面形态和咬合的建立有着重要意义。纠正异常肌肉功能是针对引起错𬌗病因的治疗,是正畸矫治的重要内容,对于维持正畸治疗后的效果稳定具有重要意义。目前临床正畸治疗中,主要依靠一些矫治装置破除口腔不良习惯,还没有系统进行肌功能训练的方法。但肌功能治疗不是万能的,而没有关注肌肉功能的正畸治疗是不完善的治疗。

　　目前,越来越多的口腔全科医师和儿童口腔医师参与到错𬌗畸形的早期预防和早期矫治工作中,也认识到肌功能异常对颅颌面生长发育的不良影响,但国内相关的专业资料较少。作者是国内较早学习并开展口面肌功能治疗的正畸医师,多年来学习国外口面肌功能治疗学理论,并应用于临床,在早期预防、阻断和治疗错𬌗畸形方面,取得了很好的效果,积累了较丰富的经验。本书为口腔医师提供了实用、有效的临床指导,有助于大家了解一门新的学科——口面肌功能治疗学,同时,学习并掌握口面肌功能评估和肌肉训练等知识,尽量避免治疗中出现问题,达到理想的治疗效果。从本书临床病例展示中,可以看到通过早期肌功能训练,使原本需要拔牙矫治的、较为复杂的病例变为简单排齐的病例,这给正畸医师提供了一个新思路、新方法。

　　需要说明的是,本书的编写目的不是要取代常规矫治,而是要为口腔医师开拓一种新思路和新方法,认识到早期开展肌肉功能治疗可达到事半功倍的效果。

丁　寅

2016 年 3 月 17 日

序 二

　　随着人们对错𬌗畸形发生机制的不断深入研究和探索，以"Muscle Wins"为主要代表的肌功能理论在正畸学界得到了越来越多地重视。口周肌功能的非正常状态在很多情况下是导致口颌面部发育不良的主要原因，同时，肌功能的平衡状态也是正畸治疗后保持疗效长期稳定性的重要因素之一。因此，在错𬌗畸形的诊断、设计及治疗中，需要我们更加关注肌肉力量的平衡与协调，针对病因施治，这样才能获得持久稳定的治疗效果。

　　近年来，肌功能训练器在临床正畸中得到了越来越多地应用，但是许多医师只是关注怎样选择训练器，而对肌功能治疗的基本理论和肌功能诊断与评估尚缺乏了解，临床治疗程序亟需规范。但目前国内有关口腔肌功能治疗方面的资料还比较缺乏。

　　该书作者是国内较早学习和从事口腔肌功能治疗的正畸医师，积累了较丰富的临床治疗经验，并将多年来的学习和临床经验总结成册。本书的内容着重强调了早期预防和早期干预，重点是肌功能评估方法和肌功能训练操，通过结合各类病例的展示和分析，对肌功能治疗的效果和需要注意的问题进行了深入和详尽的论述。同时，本书的临床实用性强，对于开展口腔肌功能治疗的临床医师具有很好的指导意义。

白玉兴

2016 年 5 月 20 日

前　言

　　"Muscle wins"理论早已为众多正畸医师学习和重视，但在临床正畸过程中缺乏规范、有效的肌肉训练。近年来，口腔肌功能训练器开始应用于临床，越来越多的口腔全科医师、儿童口腔医师参与错𬌗畸形的早期矫治工作，由于缺乏口面肌功能治疗的相关教材和培训，很多医师只关注选择哪种训练器，并不了解肌功能评估和肌功能训练的相关知识。训练器如同各种矫治器一样，是医师实现治疗目标的工具。正确诊断造成错𬌗畸形的肌功能问题，并有针对性地进行肌功能训练，才是最为重要的。

　　在许多志同道合的同行们的鼓励和支持下，我将多年来从国外所学和临床实践加以总结，完成本诊疗手册的编写。本书主要介绍口面肌功能治疗的基础理论知识和临床诊疗流程，核心内容是识别、评估异常肌功能和口面肌功能的训练方法，通过病例分析和问题解答，强调临床诊疗中如何避免和解决可能出现的问题。本书着眼于临床实用性，希望对从事肌功能治疗的口腔全科医师、儿童口腔医师和正畸医师有所帮助，从而提高对口面肌功能治疗的认识和临床疗效。期待在不久的将来，我们国家也有专业的口面肌功能治疗师。

　　衷心感谢导师丁寅教授对我的培养、关心和帮助，身患重病，在病榻上仍为本书作序。衷心感谢白玉兴院长在本书编写过程中给予的鼓励和支持，并在百忙之中为本书作序。感谢 David Lee 医师、Chris Farrell 医师带来口面肌功能治疗理念。衷心感谢赵弘博士，将近藤悦子医师的肌功能训练操分享给我，并把高柠教授的遗物转赠与我，这些著作和资料弥足珍贵。衷心感谢徐海凤女士为宣传口面肌功能治疗理念所做的努力，感谢滕延萍护士给予的大力协助。感谢患者及家长对我的信任和配合，感谢为儿童健康成长持之以恒、不懈努力的人们。最后，衷心感谢我先生多年来的陪伴、理解、支持和奉献。

医师是要终身学习的职业，我要学的知识还有很多，因水平有限，书中必有很多疏漏不足，恳请大家批评指正。

我坚信：当医生不仅是一个医者，更是一个好的宣教者，把目光更多地聚焦于治未病和治欲病，我们的收获一定更令人惊喜。

史　真

2016 年春

目　录

视频目录

第一章

口面肌功能治疗概述

第一节

口面肌功能治疗的基本知识

一、定义

口面肌功能治疗（orofacial myofunctional therapy，OMT）是针对口面部肌肉及其功能（如呼吸、吸吮、咀嚼、吞咽、发音等）存在异常的患者，进行评估、诊断、预防和治疗的多学科综合治疗方法。其机制是通过对口颌面部的神经 - 肌肉进行再教育，促进颅面部结构正常发育与口颌系统功能协调稳定[1]。

二、口面肌功能的理想状态

口腔颌面部检查正常表现，如颏、鼻、唇在一条线上，面部侧貌良好，眼睛有神，鼻孔张开，头、颈和身体姿势挺拔。理想状态下的口面肌功能[2]包括：

1. 用鼻呼吸。
2. 双唇自然闭合。
3. 正常的息止颌间隙。
4. 休息时舌位于上腭部。
5. 面部肌肉放松。
6. 正确的咀嚼和吞咽方式。

三、口面肌功能紊乱

口面肌功能紊乱（orofacial myofunctional disorder，OMD）是指与面部和口腔相关的肌肉功能失调，直接或间接影响了咀嚼、吞咽、发音、咬合、颞下颌关节运动、口腔卫生、面部美观及面部骨骼生长。口面肌功能紊乱通常有以下表现[2]：

1. 口呼吸或无鼻呼吸习惯。
2. 习惯性开口姿势位，即使鼻腔通畅也不能将唇闭合。
3. 上唇运动受限（伴或不伴唇系带过短）。

4．舌运动受限（多因舌系带过短）。

5．休息（静止）时的吐舌习惯（向前或侧方）。

6．休息时低而向前的舌位，通常伴有面部垂直向过长。

7．咀嚼效率低下。

8．异常吞咽（伴或不伴有动态吐舌习惯）。

9．口面不良习惯，如与年龄不相符的吸吮（瓶或杯子、安抚奶嘴、舌、手指或衣物）、咬（唇、舌、颊、指甲、手皮、笔）和咀嚼习惯，用手托腮、舔嘴唇、摸脸等。

10．休息时头前倾，或咀嚼、吞咽时头部前倾。

口面肌功能治疗采用一系列行为调节方法，使患者本人意识到口面部不良习惯，强调正常头、颈姿势的重要性，并通过肌肉训练，逐步破除口腔不良习惯，使患者学会用鼻呼吸、休息时唇闭合、舌放在正确的位置、正确地咀嚼和吞咽，使正确的肌力作用于牙弓，并传导至牙周及骨缝，引发牙槽骨及颌骨基骨的改建，促进颅面结构的正常生长发育。

第二节

口面肌功能治疗的特点与目标

一、口面肌功能治疗的特点

（一）口面肌功能治疗是基于病因的治疗

口面肌功能治疗着眼于造成问题的病因，而不是问题的表现。比如一个牙列拥挤、前牙深覆盖的患者，口面肌功能治疗不是先考虑如何解除拥挤和纠正深覆盖，而是找出造成这种问题的肌肉功能方面的原因，并加以治疗，最终解决问题。不管是乳牙列、替牙列还是恒牙列开始矫治，如果没有真正解决病因的问题，畸形就容易复发。所有进行口面肌功能治疗的患者，都应定期观察直到成人，确保其颅颌面各肌肉功能及发育正常。在每个生长阶段，都应该评估咀嚼、吞咽、呼吸和语言情况、食物类型以及头颈部姿势，并得到及时的治疗。

（二）口面肌功能治疗是神经-肌肉再教育

口面肌功能治疗是基于神经可塑性，对神经-肌肉进行再教育。神经可塑性是指大脑具有随着生理或病理传入信号发生适应性改变的能力。有学者总结了神经 - 肌肉再教育所遵循的原则[3]，包括：

1. 使用或者丢弃 肌肉行使功能通常需要能量，如果不经常使用某些肌肉，大脑则会停止或减少对这些肌肉的营养供给，可能会造成这些肌肉的张力减退。

2. 使用并且提高 口面肌功能治疗是通过多次重复的认知和意识来提高肌肉功能。例如经过训练后，患者能够自如地将舌置于上腭部，形成自然的负压，这样就可以在睡觉时保持正确的舌位和颏舌肌的位置，防止睡眠呼吸紊乱的发生。

3. 针对性要强 治疗的成功在于针对功能薄弱或亢进的某些特定肌肉进行有效治疗，例如异常吞咽时要针对口轮匝肌、舌肌和颏肌等进行有效训练。

4. 重复练习与抗干扰 通过创造、维持和扩展新的神经区域对新行为的反射来提高行为能力，口面肌功能治疗就是通过每天对舌位、唇闭合度等进行不间断的练习，形成一个新的正确的习惯。患者在学习新的行为习惯（如鼻呼吸）时会受到旧习惯（如口呼吸）的干扰，只有经过连续不断地重复训练，才能够克服旧的不良习惯，实现重塑。

5. 时间和强度 神经肌肉的变化不会在晚间发生，患者必须每天清醒时进行神经肌肉练习。日间的肌肉训练持续记忆到晚间，在大脑还没有形成正确的神经反馈时，需要耐心和坚持，治疗中要经常通过视觉、听觉、触觉等进行反馈。

口面肌功能治疗，持久连续的训练要比短暂强化的训练效果好得多，因此患者需要经过较长时间的治疗，通常为 1～2 年。

6. 依从性 口面肌功能治疗的重点是激发患者的主观能动性，让他们能够理解治疗的特点和重要性，这样才能在治疗过程中很好地配合练习。患者良好的依从性是治疗成功的关键。

7. 年龄越小越好 儿童阶段，最容易将正确的功能信号传入感知 - 行动系统，从而获得一生的良好习惯。儿童阶段不仅神经可塑性好，也是肌肉和软组织将骨骼引导到正常发育的最佳时机。

8. 效用转移 当相互交叉的某一项功能得以正确建立，其他功能问题也可以同时解决。例如，当患者建立了正确的鼻呼吸，其他功能如舌的再定位和唇闭合等功能，很容易就实现了。

（三）口面肌功能治疗需多学科协作、多岗位配合

口面肌功能治疗需要多学科之间的通力合作，国外是由语言病理学家、耳鼻

咽喉科医师、正畸医师、口腔全科医师、牙科卫生士、理疗师、运动治疗师、整骨医师、营养师等多学科医师协作治疗。

口面肌功能治疗采用一系列行为调节方法,破除口腔不良习惯,通过肌肉训练,促进颅面结构的正常生长发育和行使功能。相对于传统的正畸治疗,口面肌功能治疗无创、简便、舒适,被称为"绿色"治疗。传统的矫治,当矫治器加力戴入口内时已发挥作用,而口面肌功能治疗是肌肉的主动训练,如果训练不主动、方法不对、时间不够,就达不到治疗效果,良好的依从性才能有良好的治疗效果。因此,对患者进行宣教,传递口面肌功能治疗理念、检查分析口面肌功能问题、正确诊断评估口面肌功能状态、训练口面肌功能协调、随访监督口面肌功能训练进程等一系列的工作,需要前台、护士、助理、医师分工明确,共同协作,才能高效地完成对患者的治疗。

二、口面肌功能治疗的目标

口面肌功能治疗的目标[4]包括:

1. 建立鼻呼吸。
2. 休息时唇自然闭合。
3. 休息时舌位于上腭。
4. 吞咽时没有下唇部肌肉的过度运动。
5. 建立双侧咀嚼和正确的饮食习惯。
6. 良好的面部发育(让手、肢体及物品远离面部)。
7. 牙齿排列整齐。

三、口面肌功能治疗与传统正畸治疗的关系

颅颌面畸形的发生、发展和形成是一个长期过程。无论是口面肌功能治疗,还是传统正畸治疗,都强调早期矫治的重要性。早期矫治是指在儿童早期生长发育阶段,对可导致牙颌畸形的病因、畸形趋势及已出现的牙颌畸形,进行预防、阻断、矫正和导引治疗。早期矫治包括以下内容[5]:

1. 早期预防及预防性矫治　包括母亲孕期营养,婴幼儿健康保健、维持正常牙弓形态和口颌功能刺激,以及去除可能导致牙颌畸形的病因等。
2. 早期阻断性矫治　对已出现的早期畸形,针对造成畸形的病因如不良习

惯等进行阻断治疗和口面肌功能治疗。

3. 早期颌骨生长控制和矫形治疗 通过外力刺激或抑制手段,协调和控制上下颌骨在三维空间的生长发育关系。

口面肌功能治疗强调正确喂养、建立鼻呼吸、正常咀嚼与吞咽方式的重要性,在孩子成长过程中,关注口面部肌肉功能,破除口腔不良习惯。口面肌功能治疗可以看作是传统正畸治疗中的功能性矫治与肌肉训练的结合,利用肌肉的生物力来促进颅颌面部的正常发育,而非外部机械力,因此相对比较安全且不影响牙齿替换。肌功能训练器是实现口面肌功能治疗的辅助手段,可达到事半功倍的效果。

口面肌功能治疗的训练器和功能矫治器均以肌力或咬合力为力源,并将之传递到颌骨及牙齿,牵张口周肌肉及黏膜,或改变咀嚼肌的受力平衡,达到调整异常肌动力、阻断不良习惯、改善骨骼的异常生长、引导颌面部正常生长发育的目标。

传统的功能性矫治器制作比较复杂,需要选择在生长高峰期前及生长高峰期进行,疗程一般不超过 0.5～1 年。口面肌功能训练器是硅橡胶或聚氨基甲酸酯预成的系列产品,有多种型号,较传统功能矫治器更简单、方便、舒适,可在孩子 3 岁左右开始治疗,并根据牙颌发育的需要及时更换相匹配的训练器;同时,要求清醒时戴用 1～2 小时,晚间睡觉戴用。通常主动治疗时间是 1.5～2 年,需观察到生长发育停止。口面肌功能治疗强调的是通过肌肉功能训练,阻断异常亢进的肌力,增强薄弱肌肉的力量,通过生物体自身肌肉力量的调整,克服不良肌肉功能对口颌面部产生的异常力量,促进处于生长发育期的牙弓(牙列)和口颌系统正常生长,避免进一步发展成为更严重的畸形。口面肌功能治疗与传统正畸的早期矫治一样,都需要患者的良好配合。

Peter E. Dawson 说:"当牙齿和肌肉发生冲突时,落败的永远是牙齿[6]"。Harry Sicher 说:"当肌肉和骨骼发生矛盾时,永远是肌肉赢"。Tom Graber 认为,正畸治疗必须重视神经肌肉系统的平衡状态,"肌肉胜利"理论是所有正畸机械性矫治的基础,其结果直接影响到口唇部、舌的位置和吞咽功能,没有任何一种矫治器可以脱离这一理论[7]。早期通过口面肌功能治疗,从病因入手纠正牙颌畸形,会取得良好而稳定的效果。如果没有重视肌肉功能的问题并配合相关肌肉训练,会对治疗后的长期稳定性带来不利影响。如果任其发展,错𬌗畸形较为严重时再治疗,必须通过传统正畸治疗,有的可能需要配合正颌外科手术才能达到良好的效果(图 1-1)。图 1-2 显示了两类患者,一类是经过口面肌功能治疗后,咬合与面型问题得以改善;另一类是不进行口面肌功能治疗,咬合与面型问题加重,必须通过传统正畸治疗解决,甚至需要配合正颌外科手术才能达到良好的效果。

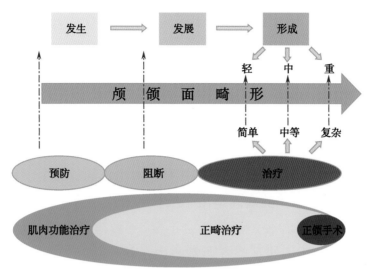

图 1-1 颅颌面畸形与治疗的关系

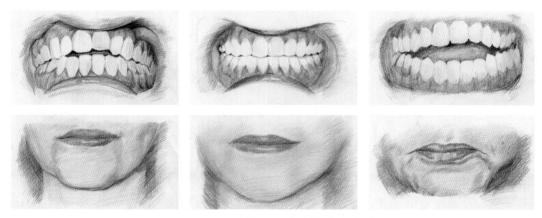

图 1-2 口面肌功能问题治疗与未治疗的结果
左:治疗前 中:治疗后 右:未治疗

第三节

口面肌功能治疗的历史与现状

一、历史背景

口面肌功能治疗最早可以追溯到 15 世纪的意大利。在美国,口面肌功能治疗与正畸治疗几乎同时诞生。19 世纪,就有学者开始注意到肌肉功能问题与牙颌面畸形的关系，以及对全身的影响。1870 年，George Catlin 出版了 *Shut your mouth and save your life*（译名《闭上嘴巴拯救你的生命》）一书，指出现代人的健康问题源于缺乏"安静自然的睡眠"，他认为正确的呼吸可以调节身体的循环，不正确的呼吸方式带来不平衡，导致疾病。口呼吸的人不能够享受睡眠，早晨起来比入睡时还要疲惫不堪，不得不每天服用药物，仍不能获得有效的休息。1873 年 Tomes 提出，牙弓内外唇、舌肌力量是平衡的，是决定牙齿位置的主要因素，这种平衡的力量决定了牙齿处在一个相对稳定的位置上。1904 年，James Sim Wallace 提出牙齿不齐的病因是由于细软的食物导致咀嚼功能的降低，牙齿萌出过度，垂直高度增加，使得唇部闭合不全，导致口呼吸，面高增加。1907 年 Edward Angle 提出，牙齿的不整齐通常是由于唇部功能异常造成的，他推荐学生认真阅读 Catlin 的那本书。1918 年 Alfred P. Rogers 仅仅应用肌肉训练方法调整颈部、头部和舌的位置，并鼓励用鼻呼吸，治疗了不少所谓的"骨性Ⅱ类"患者。1949 年 Moyers 提出肌功能假说（Myofunctional hypothesis），他认为牙齿位置和牙弓形态的稳定有赖于口周肌力的平衡，包括唇颊肌和舌肌在下颌姿势位和功能运动中力量的平衡分布。20 世纪 50～60 年代，正畸医师 Walter Straub 发表多篇论文，研究了舌功能异常与正畸治疗和发音的关系，他认为造成口腔问题的主要原因是奶瓶喂养。1963 年，Charles Tweed 预言，今后大量的正畸治疗可能开始于生长发育期的混合牙列，而不是在已形成更复杂错𬌗的恒牙列。Tom Graber 提出 3M（"Muscles，Malformation and Malocclusion"），即肌肉、形态异常与错𬌗畸形是息息相关的。他认为，任何正畸矫治器，不管它能多么有效地排齐牙齿，但牙齿最终位置的稳定性，还是取决于口颌系统及呼吸系统等多种功能之间的力学平衡。John Mew 认为牙齿和颌骨在很大程度上受姿势的影响，正确的颌骨生长方向是向前下方，而肌肉功能障碍时颌骨生长方向是向下方。休息时舌位于上腭、唇轻闭、牙齿轻咬，面部和牙齿发育就会理想，但是在现代社会中，这种理想的发育情况越来越少。Daniel Garliner 率先将口面肌功能治疗中闭唇、舌舔上腭的训练方法应用到睡眠治疗中。随后，Garliner 的两名学生，巴西人 Irene Marchesan 和 Ester Bianchini 将学到的相关知识带回巴西，在大学里创立了以治疗口面部肌肉功能紊乱为核心的语言病理学专业。目前，已经有几十所大学设立了肌肉功能治疗的 PhD 课程[3,8]。

　　40 多年前，日本口腔界开始学习和重视神经肌肉学，大野肃英和山口秀晴两位医师在日本进行口面肌功能治疗，并出版了相关书籍，及在学术会上推广和培训。近藤悦子医师在固定矫治中尤其重视正常的咀嚼肌功能，通过配合口面肌功能训练，建立正常的鼻呼吸功能、咀嚼和吞咽方式，调整牙弓形态，并通过唇、舌肌功能训练建立紧密的咬合关系，改善了患者的软组织侧貌，最终获得了长期稳定的矫治效果。

1989 年，澳大利亚的 Chris Farrell 医师通过研究父亲所治疗的正畸患者模型，发现矫治效果良好的患者，在十几年后，牙颌畸形大都有复发，有的甚至比治疗前更严重。例如拔除 4 个前磨牙解除拥挤的病例，十几年后，拥挤复发，有的甚至比拔牙治疗前拥挤度还大。他认为复发的原因可能是异常肌肉功能没有得到纠正。口呼吸、异常的唇、舌习惯没有得到纠正，即使靠托槽和弓丝把牙齿排齐，畸形迟早也会复发的。于是他发明了口面肌功能训练器，创建了口面肌功能研究中心（Myofunctional Research Company），以口面肌功能矫治理念治疗众多患者，在 100 多个国家和地区推广使用。

二、发展现状

目前，美国、加拿大及拉美等多个国家及地区都有相关的口面肌功能治疗学会，截至 2012 年，巴西是第一个，也是唯一一个给口面肌肉功能治疗师进行联邦认证的国家[1]，需要做正畸治疗的患者，常规需要口面肌功能治疗师的检查和评估，判断是否存在口面肌功能不调，确定正畸治疗过程中是否需要配合口面肌功能治疗。很多国家已形成语言病理学医师、儿科医师、营养科医师、呼吸科医师、耳鼻咽喉科医师、口腔全科医师、正畸医师、口面肌功能治疗师等共同诊治患者的多学科协作治疗机制。

美国、法国、德国、日本和澳大利亚生产的口面肌功能训练器已应用于临床，这些训练器都是预成的，便于明确舌位，克服不良的肌肉力量，建立正确协调的口面肌功能，可以使口面肌功能治疗达到事半功倍的效果。

我国的口面肌功能治疗还未形成独立的学科，还没有国产的训练器。公众对这方面知识比较欠缺，对于口面肌功能治疗的认识和接受度还需提高。另一方面，医护人员对口面肌功能治疗知识尚不足，缺乏相关教材和规范培训，各学科协同治疗的协作机制尚需完善。与国外相比，在口面肌功能治疗的宣教和早期防治方面有很大差距，还有很多工作要做。

对于口周肌肉力量与错𬌗相关性的认识一直存在分歧，另一理论认为，牙𬌗形态影响口周肌肉力量,肌力会因牙颌形态的变化而发生适应性改变。Proffit研究正颌外科患者手术前后牙齿和唇位置变化对唇肌力的影响,提出了口周肌力的"适应性学说",认为牙颌形态的变化使口周肌力发生了适应性变化[9]。Robert Mason 认为,舌为了适应气道变化和周围解剖环境的变化,而发生适应性改变的能力很强,吐舌是舌适应异常休息位(姿势位)的结果,不是造成错𬌗的原因[10]。

三、从业现状

国外通常是牙科卫生士、语言病理学家、理疗师、正畸医师、口腔全科医师或内科医师等,通过专业培训,从事口面肌功能治疗的工作,专业的口面肌功能治疗师仍然缺乏。在我国,一些言语治疗师主要针对唇腭裂及吞咽、发音障碍的患者,从事相关的肌肉治疗方面的工作,还没有专业的口面肌功能治疗师。

有国外学者总结正畸医师不热衷于肌肉功能治疗的原因如下[11]:

1. 场地有限,没有独立空间。

2. 没有专业的口面肌功能治疗师可以合作。

3. 费时间,有一定难度。

4. 缺乏专业培训。

5. 希望通过正畸的形态改变而达到功能改变。

6. 认为口面肌功能治疗缺乏足够的科学依据。

7. 认为如果患者不是由专业的口面肌功能治疗师进行诊治,疗效不可预测。

目前,国内开展口面肌功能治疗的正畸医师为数不多,虽然很多儿牙医师、口腔全科医师已经开始认识到肌肉功能问题对口颌面发育的影响,尝试早期干预与治疗,但由于缺乏口面肌功能治疗方面的专门教材和培训,仅仅依靠口面肌功能训练器进行治疗,缺少口面肌功能评估和训练,导致出现一系列问题,影响了口面肌功能治疗在临床中规范有序地开展。因此,亟需在我国的口腔全科医师、儿牙医师、正畸医师和相关的口腔护士中,进行口面肌功能治疗方面的专业培训,并与多学科联合协作,开展口面肌功能治疗。

第二章

颅颌面生长发育概述

第一节

婴幼儿期影响颅颌面生长发育的因素

颅颌面部的生长发育是遗传因素和环境因素共同作用的复杂结果。孩子出生以后，牙弓、颌骨和肌肉均在持续发育。内在因素（遗传）和外在因素（功能）的共同作用，才能使口颌系统发育良好，并正确行使生理功能。错𬌗畸形并不只是牙齿位置异常，同时也是颅颌面系统功能异常的结果，功能异常会加重遗传因素造成的错𬌗结果。

很多学者认为，应该从孩子出生的第 1 天，就开始引导颅颌面部的正常发育。在孩子出生第 1 年，生长发育最为迅速，营养需求高，从最初的液体食物，到 1 岁时慢慢过渡为各种类型的半固体食物，这样的转变对于建立一个良好的饮食习惯至关重要。

一、母乳喂养与奶瓶喂养

口面部肌肉活动的改变，包括吞咽和呼吸模式的改变，都会影响颅颌面部的正常发育。

新生儿口腔内无乳牙，口腔浅，正面观有一颌间间隙（intermaxillary space），上、下颌之间有较厚的龈垫，只有相当于第一乳磨牙处有接触。龈垫能够夹住母亲乳头，吸吮乳汁。上下颌只有前后运动，无侧方运动。正确的喂养姿势是婴儿斜卧在母亲腿上，头部呈 45°，而不是平躺着喂养。有研究表明，母乳喂养比奶瓶喂养有更显著的肌肉活动，两种喂养方式的吸吮模式是不同的。母乳喂养的婴儿，需要用嘴唇含住乳头和乳晕，通过下唇和下颌的前后运动挤压乳晕，舌头贴住上腭，挤压乳头获得母乳，这样的运动可以刺激下颌矢状向生长，促进了下颌骨和咀嚼肌的发育（图 2-1）。婴儿在出生的最初 6 个月，吃母乳是最为频繁的口腔运动，进而形成鼻呼吸和生理性的吞咽，直到 1 岁左右在大脑中形成程序[12]。

奶瓶喂养的婴儿，舌头贴住上腭挤压奶嘴，靠颊肌的力量把奶水吸出来，空气从鼻腔和口腔进入，不利于形成鼻呼吸。奶瓶喂养只是满足了婴儿的饥饿需求,并没有完全满足婴儿的吸吮需求。婴儿可能会出现吮指、吮舌习惯,或者需要使用安抚奶嘴。吸吮习惯使得舌位低而靠前,不能促进上腭的正常发育,牙弓外侧又有颊肌收缩的力量,易导致上颌牙弓狭窄。吞咽时需要用力闭唇,颏部肌肉力量增加,推下颌向后,容易导致开𬌗和下颌后缩[13](图2-2)。

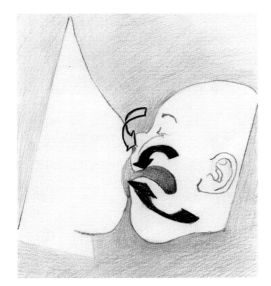

图2-1　母乳喂养

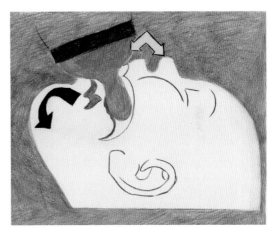

图2-2　奶瓶喂养

有研究证实,奶瓶喂养是造成乳牙列开𬌗的主要原因之一,过度使用带嘴的吸管杯容易造成低舌位,导致上颌牙弓狭窄。

二、辅食添加

初乳低脂肪,刺激吸吮反射,随后的母乳含有丰富的营养成分和免疫成分,帮助孩子抵抗各种疾病。婴儿4个月时,开始能分辨不同的味道,可以添加辅食。但要循序渐进,一次只加一种食物,每种辅食要尝试多次,以使婴儿有足够的时间能够接受。5～6个月时,吸吮反射消失,婴儿开始对其他食物感兴趣,可以坐到餐桌边,进食粉碎的香蕉、苹果或梨,可以吃米糊,睡前应该刷牙。

辅食的添加过程是让婴儿从只喝母乳过渡到进食其他食物,不仅满足了消化系统各器官的需要,更有利于在婴儿的大脑中形成正确的咀嚼模式。如果未能正确添加辅食,长大后维持吃混合磨碎食物的饮食习惯,懒于咀嚼,最终导致错𬌗畸形。

三、乳牙的萌出

婴儿 6 个月左右时乳切牙开始萌出，当上、下乳切牙建立咬合接触，会促使舌重新定位，舌尖位于上颌乳切牙后面而不触及乳切牙。

当上、下各 4 个乳切牙萌出后，按序萌出第一乳磨牙、乳尖牙，最后是第二乳磨牙。2 岁半～3 岁时，乳牙列发育完成。这个阶段的幼儿必须开始增加食物的硬度，固体 / 半固体食物以及纤维性饮食可以增加肌肉活动，刺激上下颌骨和咀嚼肌的发育，使牙齿能够排列到正常的位置，这对于在大脑中形成正确的咀嚼模式至关重要。

乳牙萌出，牙槽联合（dentoalveolar units）发育，咀嚼产生的力通过牙齿和牙周韧带传递到牙槽骨，维持牙槽联合的动态平衡与发育。颅颌面部的增长，与牙齿萌出有关。第一快速期在 3 周～7 个月，此时乳牙萌出；第二快速期在 4～7 岁，此时第一恒磨牙萌出；第三快速期在 11～13 岁，此时第二恒磨牙萌出；第四快速期在 16～19 岁，此时第三恒磨牙萌出[5]。充分利用颅颌面发育的快速生长期，对儿童进行治疗，会取得较好的效果。

第二节

咀嚼对颅颌面生长发育的影响

咀嚼的目的是粉碎食物，使唾液中的酶能够充分发挥作用，然后通过吞咽将食物送到消化系统。咀嚼对颅颌面生长发育的影响[12, 14]表现在以下几个方面：

一、双侧咀嚼与单侧咀嚼

咀嚼循环由三个主要运动构成：首先张口，下颌向下让食物能够进入口内；然后下颌向上向侧方运动，舌头把食物送到牙齿中间；最后，牙齿接触，起先是后牙的牙尖和牙尖接触，然后牙尖滑向牙齿中央窝粉碎食物，达到最大面积接触的牙尖交错𬌗。这个循环要重复数次。理想的咀嚼方式是由双侧一起承担，每侧咬合的次数相近。目前，只用一侧咀嚼即单侧咀嚼的发生率很高，这是不正常的，可能会导致颅面结构生长发育的不对称。孩子可能由于一侧牙列有龋齿，为避免疼痛，就用另一侧咀嚼；也可能是由于食物过软，咀嚼侧的肌肉不易发生疲劳和酸痛，不需要将食物送到对侧咀嚼。

如前所述，当孩子的乳牙全部萌出时，保持较硬的、有一定韧性的饮食非常重要。为了能够咀嚼较硬的食物，必须有非常精确的下颌运动，在上下牙之间产生强大的咀嚼力。这种咀嚼模式在 4 岁时就"记录"在大脑中，对于单侧咀嚼习惯的孩子，可以通过咀嚼引导重新在其大脑中形成新的咀嚼程序。

二、咀嚼促进颌骨三维方向的生长

下颌的侧方运动是由咀嚼肌和舌骨上肌群共同完成的。在闭口末期，工作侧的颞肌、咬肌深层、颏舌肌和二腹肌使下颌髁突向后上方移动。工作侧牙齿的撞击会被牙周纤维吸收，牙周纤维伸展，给牙槽骨带来张力。张力刺激骨沉积，牙槽联合的骨量增加，因而工作侧的咀嚼力促进了上下颌骨的水平向生长发育。

非工作侧，在闭口末期，咬肌浅层、翼内肌和翼外肌，使下颌骨向工作侧移位，下颌髁突要向下、前、内移动，下颌做侧方运动，使工作侧牙间的食物被粉碎。非工作侧髁突在关节窝内的位移，对关节盘后区（富含血管）产生泵效应，增加了颞下颌关节的血流，使得生长因子和生长激素能够进入髁突软骨，刺激软骨内成骨。咀嚼对非工作侧髁突软骨的这个作用，促使了下颌骨长度的增加。

通过双侧交替咀嚼和维持固体或半固体的饮食，刺激了上、下颌骨的矢状向和水平向发育，有足够的空间容纳全部乳牙，达到正常咬合，且前牙区有间隙。如果乳牙列没有间隙，甚至是乳牙列拥挤，说明进食太细软，必须鼓励孩子进食更硬的食物，并且引导孩子用双侧咀嚼。

此外，工作侧的上下牙接触时产生咀嚼撞击，刺激了咀嚼侧牙槽联合的垂直生长发育。咀嚼还使𬌗平面变平，乳牙列的𬌗平面应该比较平，而不是曲线很深。

三、食物质地对下颌运动的影响

只摄取软的食物，仅需很少的力量，单纯通过张闭口运动就可以完成食物的粉碎。摄取硬的食物，则需要下颌骨的侧方运动和双侧交替咀嚼，才能粉碎食物。双侧交替咀嚼，可以将咀嚼产生的力量通过牙齿和牙周韧带传递到牙槽骨，刺激上、下颌骨的生长发育。

摄取硬的食物与摄取软食相比，需要下颌骨更多的侧向移位、更多次数的咀嚼循环去粉碎食物，对颅颌面系统的骨骼和软骨产生更大的负载，才能更好地刺激骨骼生长发育。在工作侧，当上下颌牙齿接触时，撞击力由牙周韧带传递到牙槽骨。骨骼的反应是反向的张力反应，即剪切应力，刺激骨形成。当进食较硬的食物时，工作侧产生的这种张力，颊侧大于舌侧，因此，较硬的饮食可以刺激牙槽联合的改建和横向发育。

摄取软食，只需要开闭口运动而不需要下颌骨进行侧向运动，因而在后牙上只产生垂直向的力，不能通过剪切力产生张力，会造成上下颌骨的生长发育不足。

综上所述，通过咀嚼硬的、富含纤维的食物，可以刺激非工作侧下颌骨长轴向的生长，工作侧上下颌骨的横向生长。双侧交替咀嚼可以使下颌骨发育保持对称。

第三节
牙列与𬌗的发育对颅颌面生长发育的影响

𬌗就是上下颌牙齿的接触关系，涉及牙齿形态学、咀嚼肌、颞下颌关节以及下颌运动等内容，正常𬌗的建立，有赖于颅面部、牙槽骨及牙的正常发育、牙齿的正常萌出和正常行使功能，需要神经肌肉共同协调。

一、牙列发育的阶段

牙列发育的阶段[14]如下：

1. 无牙期——龈垫阶段　新生儿口内无牙，称为无牙期，上下颌有较厚的龈垫。上颌龈垫，在水平方向和矢状方向覆盖着下颌龈垫，这种覆盖关系与萌牙后的上下牙弓间的覆盖关系相似。婴儿处于休息状态时，上下颌龈垫完全分离无接触，其间有一间隙，与萌牙后的息止颌间隙类似。上、下颌间没有明确的正中颌位，此时下颌只有前后运动，没有侧方运动。

2. 乳牙期　出生第 1 年中，上、下牙弓内开始分别长出乳牙，到 2 岁半左右，乳牙全部萌出，能够咀嚼各种各样的食物，从乳牙萌出到 6 岁左右，第一恒磨牙萌出为乳牙列阶段。

随着颌骨发育，3～4 岁左右乳牙列中出现的生理性间隙称为发育间隙

（development space，图 2-3），在上颌乳侧切牙和乳尖牙、下颌乳尖牙和第一乳磨牙之间应该有较大的间隙，称为灵长间隙（图 2-4），临床上将发育间隙与灵长间隙统称为生理间隙。间隙的出现，为今后恒牙的萌出提供充足的空间，不至于发生牙列拥挤，表明婴幼儿颌骨在增长，生长和发育达到了合适的水准。

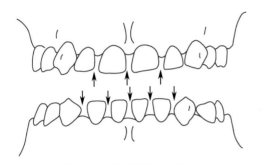

图2-3　乳牙列发育间隙

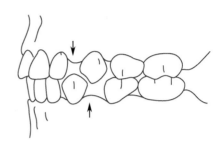

图2-4　乳牙列灵长间隙

在乳牙列的咬合关系中，上下颌第二乳磨牙远中面的关系称为终末平面。终末平面的关系分为三种（图 2-5）：

（1）垂直型：第二乳磨牙终末平面为一条直线。随着第二乳磨牙的脱落，由于下颌第一恒磨牙比上颌第一恒磨牙易于向近中移动，可以使上下颌第一磨牙形成中性𬌗关系，对于整个𬌗的建立有很大作用。

（2）近中型：下颌第二乳磨牙远中面位于上颌第二乳磨牙的近中。第一恒磨牙萌出后，有的可以直接达到中性𬌗关系。如果替牙时，下颌第一恒磨牙继续向近中移动，未来与上颌第一恒磨牙的关系，则有形成安氏Ⅲ类的错𬌗倾向。

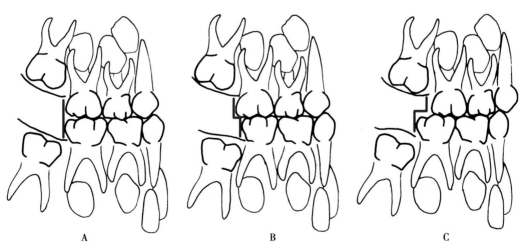

图2-5　上下颌第二乳磨牙终末平面的关系
A. 垂直型　B. 近中型　C. 远中型

（3）远中型：下颌第二乳磨牙远中面位于上颌第二乳磨牙的远中。这样极易造成上颌第一恒磨牙建𬌗时形成磨牙远中关系，与将来发生错𬌗的关系较大。

乳牙列的另一重要特征就是牙齿的磨耗。如前所述，4岁时，咀嚼类型已经在脑干部位形成了特定程序，可做侧方运动，咀嚼时上、下颌牙齿间相互作用使牙齿发生磨耗（tooth wear）。婴幼儿保持硬的、富含纤维的饮食习惯，乳牙列就应该有磨耗（图2-6，图2-7）。生理性磨耗是由于咀嚼引起的生理性牙齿损失，是咀嚼过程中下颌向侧方运动，上、下牙接触造成的。磨耗增加了咬合接触的面积，提高了咀嚼效率，有助于牙槽骨的生长，避免前牙拥挤的发生。磨耗必须与磨损及腐蚀相区别，磨损不是由于咀嚼因素引起的，腐蚀是由于唾液的缓冲能力降低引起的（例如过多摄取碳酸饮料）。

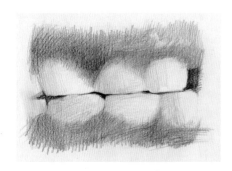

图2-6　右侧乳牙磨耗

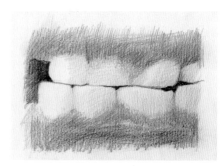

图2-7　左侧乳牙磨耗

覆𬌗是上颌中切牙在垂直方向上盖过下颌中切牙的距离。常用上颌中切牙盖过下颌中切牙牙冠的比例来描述。正常乳牙列的覆𬌗在10%～40%。初萌的乳牙，前牙呈深覆𬌗，随着乳磨牙完全萌出，覆𬌗变浅。

覆盖是最前突的上颌中切牙与相对的下颌中切牙之间的水平关系或距离，常用毫米表示。乳牙列的正常覆盖为0～4mm。由于咀嚼功能带来乳牙切缘与𬌗面的磨耗，乳切牙的牙冠高度减少，𬌗面牙尖变平，5～6岁时，随着下颌牙弓的向前移动，上下颌乳切牙呈对刃或浅覆盖关系。

正常乳牙𬌗的特征是：前牙浅覆盖，随着年龄增长，牙齿有磨耗，覆𬌗逐渐变浅；前牙区可见发育间隙及灵长间隙；终末平面以垂直型和近中型较多；上颌乳尖牙的近中舌侧与下颌乳尖牙的远中唇侧相接触。

3. 替牙期　6岁左右第一恒磨牙萌出，到12岁期间，乳牙相继被替换，牙列中乳牙及恒牙并存，也就是常说的"丑小鸭"阶段。

恒前牙萌出初期，可能出现轻度的拥挤，因为恒前牙通常比乳前牙大，这个

相差的量,可以通过以下几方面来补偿:

（1）乳牙列的生理间隙,即发育间隙与灵长间隙。

（2）恒切牙萌出时更偏向唇侧,这需要依靠生长发育潜力和唇舌运动压迫恒切牙向唇侧移动。

（3）牙弓宽度的增加。

（4）乳、恒牙大小比例协调。

（5）替牙间隙的调节:乳尖牙及第一、第二乳磨牙的牙冠宽度总和,比替换后的恒尖牙及第一、第二前磨牙大,这个差值称为替牙间隙。在上颌单侧约有0.9～1mm,在下颌单侧约有1.7～2mm。

因此,替牙期的暂时性错𬌗,乳上中切牙萌出早期的间隙、上颌侧切牙初萌时牙冠向远中倾斜、恒切牙萌出时的轻度拥挤与深覆𬌗等,是可以暂时观察且不做处理的。但是,不要忘记肌肉功能的影响,如果存在肌肉功能异常,应及早干预。一个5～6岁的孩子,如果有牙齿磨耗,前牙有间隙,是正常的发育表现（图2-8）。如果没有牙间隙、没有牙齿磨耗,这是习惯进软食的孩子经常会遇到的问题,表明孩子生长发育没有被正常有效地刺激,有学者认为这是马上需要进行治疗的一个强烈信号,食物硬度必须增加,并且要训练孩子双侧交替咀嚼,做下颌的侧方运动,这样才能刺激

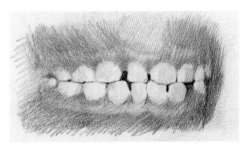

图2-8　乳牙期的间隙与磨耗对替牙有利

横向发育,在随后的发育阶预防牙齿拥挤的发生。

替牙期的理想牙弓具有以下特征:磨牙与尖牙为Ⅰ类关系,有正常的替牙间隙,没有切牙拥挤,牙齿轴倾度正常,𬌗平面较平或有浅的Spee曲线。

4. 恒牙期　恒牙列阶段的发育始于最后一颗乳牙的脱落,以及除第三磨牙外的全部恒牙的萌出。第二恒磨牙约在11岁半开始萌出,13岁左右完全萌出,恒牙列是绝大多数传统正畸治疗开始的阶段。

二、建𬌗的动力平衡

正常𬌗的建立,有赖于口颌面部肌肉的动力平衡[7, 14]。

1. 向前的动力　颞肌、咬肌、翼内肌有上抬下颌骨的作用,这些肌肉和

舌肌的力量有推动上下牙弓向前发育的作用,翼外肌可使下颌骨向前方移动(图2-9),这些肌力通过牙的斜面产生向前的合力,有使牙体向前移动的可能。

2. 向后的动力　颞肌后部肌肉使下颌骨后退,口轮匝肌、颊肌、颏肌、颧肌等(图2-10),直接加力于上下前牙,通过接触点传导于全牙弓,使同颌的牙齿保持紧密邻接而相互支持,又通过𬌗斜面传导于上下牙,使上下牙弓稳定。

3. 内外的动力平衡　内侧有舌肌的作用,使牙弓外扩;外侧有唇颊肌的作用,使牙弓向内,限制外扩。牙弓在两种肌力的作用下,保持一定的大小和宽度(图2-11)。

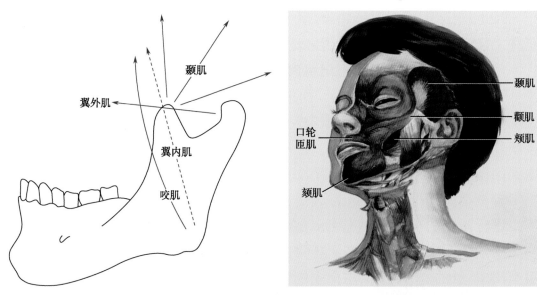

图2-9　咀嚼肌的作用方向　　　　图2-10　口颌面部肌肉解剖示意图

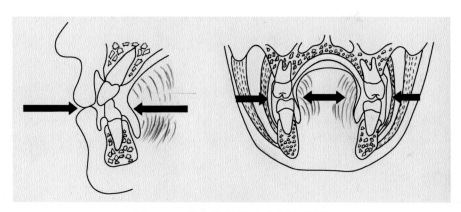

图2-11　肌力的平衡决定牙齿位置

在正常的前、后动力平衡下，上下牙弓可以适当向前发育，不至于前突或后缩，牙弓也能向侧方发育，牙齿排列整齐（图 2-12）。当存在异常的口呼吸、唇舌习惯时，肌肉的动力平衡被打破，牙颌的正常发育受到影响，出现错𬌗畸形（图 2-13，图 2-14）。

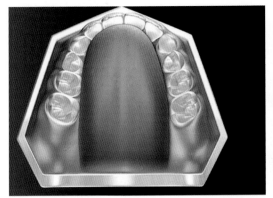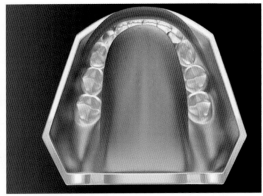

图 2-12 肌力平衡时牙齿排列整齐

4. 垂直向的动力平衡 闭口肌如颞肌、咬肌、翼内肌，与开口肌如翼外肌等的动力平衡，对维持牙槽高度的正常发育起一定作用，避免产生深覆𬌗或开𬌗。

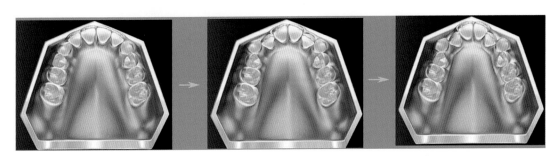

图 2-13 肌力不平衡致上颌牙齿排列不齐

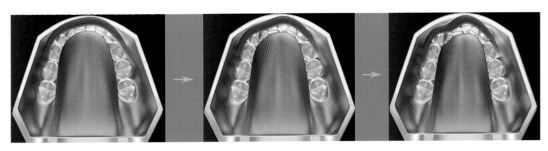

图 2-14 肌力不平衡致下颌牙齿排列不齐

第四节

功能因素对颅颌面生长发育的影响

　　口腔颌面部的形态与功能是相互制约、相互协调、同步发展的。孩子出生后，正确的母乳喂养有助于建立鼻呼吸习惯，正确添加辅食有助于形成正确的咀嚼、吞咽方式，颅面骨骼向前、向下方生长（图 2-15），颌骨在矢状方向、横向和垂直向充分发育，使面部更为丰满。唇颊肌、下颌肌群力量正常协调，舌体位置正常，呼吸、吞咽方式正常，使牙弓发育良好，就自然会有乳牙列的生理间隙出现，替牙后牙齿就不容易发生拥挤。

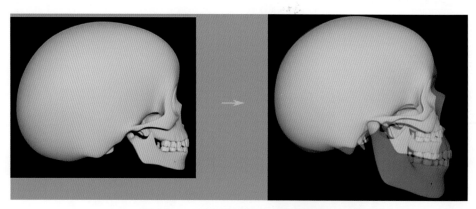

图 2-15　颅面部骨骼向前下方生长

　　口腔具有摄取食物、咀嚼、吞咽、发音和辅助鼻呼吸的功能，需要口、面和颈部肌肉的协同作用。随着牙齿的萌出和替换，牙、颌、面迅速生长，口颌功能迅速增强，口颌系统的肌肉力量逐渐强大，口周肌肉力量的平衡会影响牙齿的位置。口颌系统在行使咀嚼、吞咽、发音等功能时，如功能运动发生异常，使口周肌力分布发生显著变化，且持续较长时间，将对牙颌形态产生不良影响。舌肌被认为是非常强大的口颌系统肌肉，它可以对前牙产生约 500g 的力量[15]。

　　口腔不良习惯是造成颅颌面畸形不可忽视的因素，多发生于儿童时期，长期持续的口腔不良习惯，肌肉力量异常，不能正确行使功能，抑制或增强了口颌系统某局部的功能，或对局部产生直接作用力，使正常的生物力环境失去平衡，持续时间长，即可引起牙弓和牙槽骨形态改变，出现错𬌗畸形。

一、呼吸

呼吸方式非常重要，鼻呼吸对吸入的空气有润湿、温暖和过滤杀菌作用，对面部发育有促进作用。鼻呼吸时，唇部闭合，舌位上抬，面部发育协调美观（图 2-16）。出现鼻中隔偏曲、鼻甲肥大、鼻息肉或腺样体肥大等，会导致气道阻塞，不得不用口呼吸。口呼吸时，冷空气直接刺激咽部，容易导致炎症，同时舌位降低，导致面部和牙颌发育不协调（图 2-17）。很多学者认为，应该在出生的第 1 年评估是否存在口呼吸的问题。

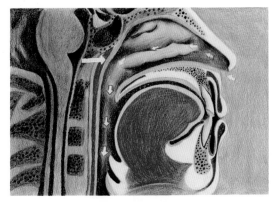

图 2-16　鼻呼吸

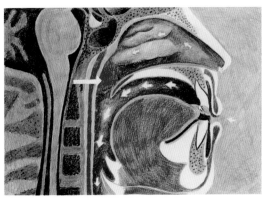

图 2-17　口呼吸

口呼吸时，头部前倾以获得更多的咽部空间来进行呼吸，易发生肌肉疼痛（图 2-18，图 2-19）。由于下颌骨向下旋转，舌骨降低，舌体被牵引向下，面部垂直高度增加，面颊部分的肌肉张力增加，舌不能放在上腭部，上腭弓内失去舌体的支持，造成牙弓内外正常的肌力平衡被破坏，牙弓外侧受到异常颊肌力量的压迫，内侧缺乏舌肌力量的支持，造成上颌狭窄。口呼吸没有对吸入空气的润湿、温暖和过滤杀菌作用，鼻部充血加重，形成错误的循环，由于气流从口腔通过，使正常发育的腭顶下降机制受阻，导致腭盖高拱。上、下颌骨的向前、向下旋转生长是导致睡眠呼吸紊乱和颞下颌关节功能紊乱的主要因素。

腺样体和扁桃体是需要关注的。腺样体也称咽扁桃体或增殖体，位于鼻咽部的顶部与咽后壁处（见图 2-16 与图 2-17 箭头所示），属于淋巴组织，表面呈橘瓣样，与腭扁桃体、舌根扁桃体、咽鼓管扁桃体及咽后壁组织构成咽淋巴环，是呼吸道的第一道防御门户。出生后 6 个月开始发育，4~6 岁时为增殖最旺盛的

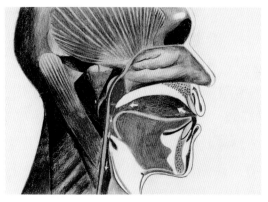

图 2-18 气道阻塞导致口呼吸

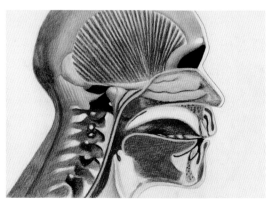

图 2-19 头前倾易导致肌肉酸痛

时期，因炎症的反复刺激而发生病理性增生，可导致腺样体肥大和扁桃体肥大，从而阻塞上呼吸道，导致口呼吸。扁桃体肥大的患者，咽腔变窄，为减轻其呼吸困难，舌体必须前伸，舌根离开会厌，带动下颌向前，久而久之，会形成下颌前突畸形。1872 年，Tomes 发现腺样体肥大是引起鼻气道阻塞的主要因素，对儿童颌面部发育有一定影响，首先提出"腺样体面容"，其表现为牙齿外突、上牙弓狭窄、面部狭长、外眦下拉、口唇厚而干、上唇短翘、下唇外翻、无精打采（图 2-20），严重影响面部美观。

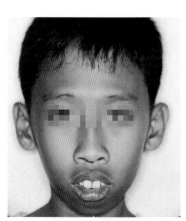

图 2-20 腺样体面容

二、唇功能

上唇系带在出生时附着于牙槽嵴顶，随着乳牙萌出和牙槽突的生长，唇系带附着位置逐渐上移，恒切牙替换后，唇系带一般距离龈缘 4~5mm。正常的唇系带能够使唇闭合，封闭唾液，保证鼻呼吸。如果唇闭合不全、有口呼吸习惯，则会对颅颌面发育带来不利影响。唇闭合不全不一定与唇系带过短直接相关，因为女孩子上唇发育会持续到 12 岁，男孩子上唇发育会持续到 17 岁[2]。上唇系带附着过低、过粗，可能导致上前牙间隙（图 2-21）。

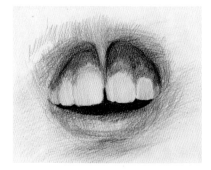

图 2-21 上唇系带附着过低

　　休息位时，双唇应闭合，没有任何口周肌肉的紧张。唇系带过短或口呼吸习惯的患者，上唇唇肌力量不足，会导致唇闭合不全、开唇露齿（图2-22），上前牙唇倾（图2-23）。闭唇时需要唇肌和颏肌同时用力，常导致下前牙拥挤（图2-24，图2-25）。

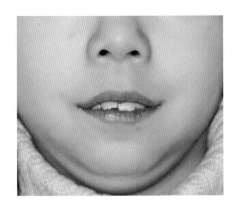

图2-22　开唇露齿

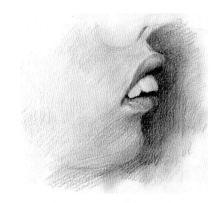

图2-23　上前牙唇倾

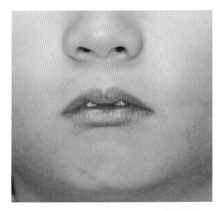

图2-24　闭唇时口周肌肉紧张

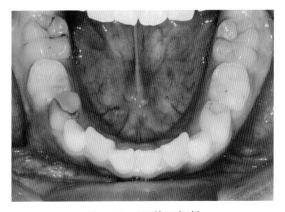

图2-25　下前牙拥挤

三、舌功能

　　1. 舌系带　舌系带过短将影响诸多功能，包括哺乳时吸吮、口腔内的自洁作用、发音、咀嚼、吞咽、社交（吹乐器、接吻）等。舌系带过短，舌尖呈心形或W形，舌不能碰到上、下磨牙，会影响正畸或者口面肌功能的治疗效果。此外，还要重视后部舌系带过短（图2-26），因为通常这样的患者舌尖正常，所以容易被忽视；而后部舌系带过短会使舌不能有效上抬，完成正确的吞咽动作。

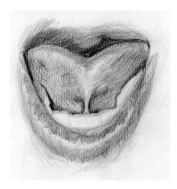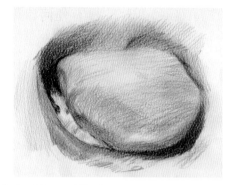

图 2-26 前部与后部舌系带过短

2.静态舌位 舌的位置很重要，休息时舌尖位于上切牙后 5mm 的切牙乳头处，舌背贴于腭部后牙区，舌肌的力量会促进上颌牙弓的正常发育（图 2-27）。舌肌与唇肌肌力的平衡，决定了前牙的轴倾度。舌肌与颊肌、咀嚼肌肌力的平衡，决定了磨牙的位置（图 2-11）。正确的舌位说明有正确的鼻呼吸方式。如果鼻呼吸有问题，需要口呼吸才能获得足够的氧气，舌位就要下降，下颌骨被推得更加向前（图 2-28），会对牙列及正畸疗效带来不利影响。

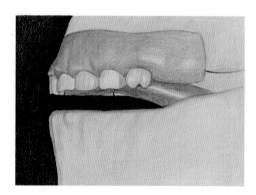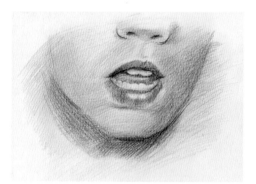

图 2-27 休息时正确舌位　　　　图 2-28 休息时低舌位

如果舌系带过短，舌体就不能充分上抬。腺样体或扁桃体肥大导致口呼吸时，舌位低而向前，会造成上颌发育不足，腭盖高拱（图 2-29）。

3.动态舌位 吞咽和说话时舌的位置同样重要。如果因各种原因，如腺样体或扁桃体肥大不能用鼻呼吸，则不得不将舌位降低、向前，用口呼吸，形成吞咽时的吐舌

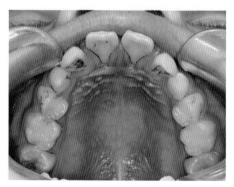

图 2-29 腭盖高拱

习惯。前方吐舌习惯可能导致前牙开𬌗（图 2-30）、深覆盖、发音不清、咽鼓管间隙不足（中耳充气、通气不足）、吞咽障碍和颞下颌关节紊乱。有些患者的吐舌习惯则是睡眠呼吸障碍的一个标志，由于呼吸不畅，患者不得不向前吐舌，以打开后部气道。后方吐舌习惯可能导致后牙区反𬌗，或后牙区开𬌗。替牙列时期有不少替牙间隙，吞咽时可看到舌从这些间隙中吐出，阻碍、延缓恒牙的萌出，造成后牙开𬌗（图 2-31）。吞咽时吐舌会对下颌及牙齿产生持续的侧向力，而舌没有紧贴上腭部，加之颊肌的力量，造成上颌发育不足，可能形成反𬌗。

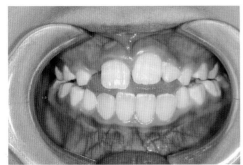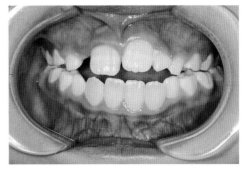

图 2-30　前方吐舌习惯可导致前牙开𬌗

说话时不正确的舌位会导致口齿不清，表现为发英文的"s"和"z"读音不准，舌头位于上、下牙之间，发出"th"的音（图 2-32）。Dixit 和 Shetty 研究认为，吐舌习惯会导致唇闭合不全、口呼吸、颏肌亢进、口齿不清、开𬌗及上切牙唇倾[16]。

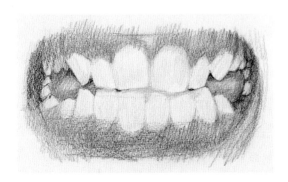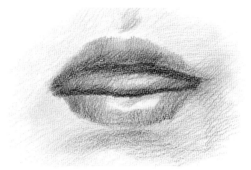

图 2-31　后方吐舌习惯可导致后牙区开𬌗　　　图 2-32　吐舌导致口齿不清

四、异常吞咽

乳牙萌出前为婴儿式吞咽，即舌放在上下颌龈垫之间，靠唇颊肌收缩进行吞咽。婴儿式吞咽方式，舌的力量是向前方的，随着牙齿萌出，吞咽方式不断成熟，3～6岁过渡为成熟型吞咽，舌向上腭部施加压力，这个力量可以促进上腭弓的正常发育。成熟型吞咽方式，即上下唇自然闭合，牙齿轻咬，舌尖位于切牙乳头处，舌背向上腭部施加力量，帮助食物咽下，不应该有任何面部肌肉的运动。正常吞咽快捷有效，能够激活肌肉，打开咽鼓管，帮助中耳通气回流。异常吞咽是指靠舌前伸与唇形成封闭或舌伸出口唇外而完成吞咽（图2-30，图2-31），异常吞咽可以是简单的吐舌吞咽，也可以是复杂的吐舌加上各种肌肉（唇、面、颏部肌肉及升下颌肌群）的复杂运动。异常吞咽时，舌尖顶在上前牙腭侧，或是舌尖位于上下牙弓间，而不是在上腭切牙乳头处，牙齿未咬合，升下颌肌群收缩减少，常伴有面部肌肉的异常活动，如颏肌、颊肌和口轮匝肌的异常活动（图2-33）。国外有学者调查，只有85%～90%的成人能够正确吞咽。

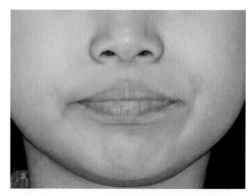

图2-33　吞咽时肌肉的异常活动

异常吞咽分为原发性与继发性。原发性异常吞咽是由于心理因素造成的，如父母的过度呵护，通常伴有与年龄不符的儿童式的睡眠、饮食和情绪问题。继发性异常吞咽主要是生理因素造成的，包括口腔不良习惯（吮指、咬指甲、夜磨牙、长期使用安抚奶嘴等）、舌系带过短、腭咽气道形态异常、腺样体和（或）扁桃体肥大导致的口呼吸、过敏性鼻炎，以及头位、下颌位置与舌位异常等[17]。

五、咀嚼

咀嚼是一项非常复杂的功能运动，涉及一系列的软硬组织结构，是颌骨、咀嚼肌、颊、唇、舌和软腭共同作用的有机结合，将食物从牙齿间推向咽喉，进入食管。正常的咀嚼是双侧交替咀嚼，口唇封闭，避免液体外溅，用牙齿咬碎食物，并经唾液混合，食物轻轻接触舌与软腭，防止过早地滑入咽喉，双侧交替咀嚼能够促进颌骨三维方向的生长，单侧咀嚼则会导致颅面结构生长发育的不对称。

良好的咀嚼习惯以正确的鼻呼吸为前提条件，如果没有正确的鼻呼吸，咀嚼是比较困难的事情，因为用口呼吸是第一需求，用口呼吸，食物就不能被充分咀嚼,不能被唾液充分混合,不能被正确吞咽,通常需要借助多喝水将食物咽下,这样的患者往往不喜欢吃粗糙、耐嚼的食物,而是偏好软食。

六、其他肌肉功能

咀嚼肌可上抬下颌骨(咬肌、颞肌、翼内肌),使下颌骨向前、向侧方移动(翼外肌),并可使下颌骨后退(颞肌后束)。咀嚼肌功能高度活跃,易造成磨牙区高度较低,在全口牙位曲面体层 X 线片上形成较深的下颌切迹(图 2-34),这种咀嚼肌系统的严重不协调,甚至可导致牙关紧闭。咀嚼肌功能低下,磨牙区高度会变高,形成高角病例(图 2-35)。

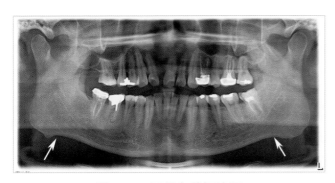

图 2-34　下颌角前切迹深

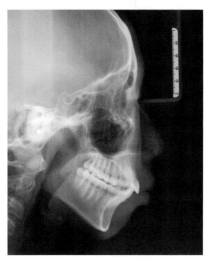

图 2-35　高角病例

颈部肌群中,舌骨上肌群、舌骨下肌群与舌体位置和下颌骨位置密切相关。当舌骨下肌群功能亢进时,舌骨被拉低向下后方,下颌骨也向后下旋转,阻碍了下颌向前下方的生长,造成下颌后缩、没有颏部的面型,颈部侧貌也不美观(图 2-36)。由于舌位低,舌背不能贴到上腭部,上牙弓发育不足,变得狭窄,牙齿拥挤

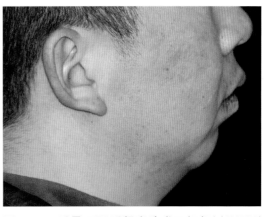

图 2-36　舌骨下肌群紧张造成无颏部侧貌面型

（图 2-37）。颈部肌群功能存在左右差异时，会使咀嚼肌、磨牙区高度、下颌升支和髁突的形态出现左右差异，造成颌骨形态的不对称。

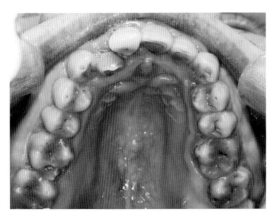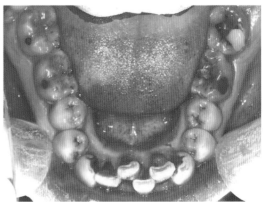

图 2-37　舌骨下肌群紧张造成腭盖高拱、牙弓狭窄、牙齿拥挤

颏舌肌对维护上气道的开放有重要作用，上部气道会引导鼻上颌复合体、下颌、颞下颌关节的生长发育，进一步影响牙齿咬合。所以，面部形态异常与错𬌗问题，很多都是上气道狭窄造成的后果。

口部肌肉活动的改变，包括吞咽和呼吸模式的改变，会影响颅颌面部的正常发育。人平均每分钟吞咽 1 次，进食时每分钟吞咽 8 次，正常情况下，舌施加的力量要比口周肌肉大得多。上切牙区的舌压力每次吞咽时为（75±25）g/cm^2，舌对上腭及上磨牙施加的压力为（100±30）g/cm^2，对下切牙和下磨牙的压力为 90g/cm^2[18]。有文献表明，移动一个前牙需要 1.7g/cm^2 的力量，唇肌可产生 100～300g/cm^2 的力量[19]，而异常的吐舌习惯，舌体可产生 500g/cm^2 的力量[15]。因此，肌肉对颅颌面生长发育的作用不可忽视。Harry Sicher 和 Peter E. Dawson 都认为肌肉在牙齿和骨骼发育过程中起决定性作用。Graber 认为，正畸治疗必须重视神经肌肉系统的平衡状态，"肌肉胜利"理论是所有正畸机械性矫治的基础，其结果直接影响到口唇、舌的位置和吞咽功能，没有任何一种矫治器可以脱离这一理论。

如今对于儿童睡眠呼吸障碍的治疗越来越受重视，与睡眠呼吸障碍相关的风险因素包括：休息时舌的位置、吞咽方式、唇舌系带情况、唇闭合情况，以及 3～4 岁后的头颈姿势等，肌肉功能问题的治疗也是重点。

第三章

口面肌功能治疗临床流程

第一节

宣教

口面肌功能治疗是早期预防和早期干预错𬌗畸形的治疗手段，良好的依从性是口面肌功能治疗成功的关键。目前国内民众甚至是医师对这方面的知识了解不多，需要采用多种方式进行宣教，传递口面肌功能治疗的理念，让大家明白口面肌功能异常对颅颌面发育的不良影响，针对患者已显现的问题，阐明造成问题的功能因素。只有患者和家长充分认识和理解了口面肌功能治疗，才能积极配合治疗。而当医务工作者成为很好的宣教者而不仅仅是医者时，对疾病的治疗一定会更为有效。

初诊时第一项工作是向患者及家长进行宣教。如果初诊沟通不充分，后续治疗时患者可能配合不好，甚至放弃治疗。可以根据宣教后的反馈情况，优先选择对口面肌功能治疗理念明晰、治疗愿望强烈的患者。

通常临床上可采用幻灯、视频、动画等方式向患者及家长进行宣教。因为幻灯、视频及动画比较直观，易被儿童理解和接受。目前澳大利亚 Myofunctional Research Company 的宣教资料比较多，基本都是英文版，要在国内做出有中国特色的宣教资料，还有很多工作要做。

另外两个宣传利器，就是医师诊治后的患者照片和模型。无论是不是正畸医师，都应该掌握正畸患者面像、口内像的拍摄技术，在治疗前、中、后制取研究模型，不仅让患者看到治疗带来的变化，更是对患者做宣教时的有利工具。如果能够找出和初诊患者咬合问题类似的模型，给患者讲解时会更有说服力。同样，请治疗成功患者讲述自己真实的治疗经历、戴用训练器的感受，配合眼见为实的疗效，更容易触动初诊患者。即便是低龄患者，也应该让其明白存在什么样的不良习惯，这些习惯会带来怎样的伤害，发掘和鼓励患者想改变的愿望，然后在家长和医师的共同鼓励和正面引导中，循序渐进地进行治疗。

再次强调，患者第一次就诊时，最先要做的事情是宣教，要让患者和家长都明白口面肌功能的异常对现在的牙颌畸形造成了什么影响，口面肌功能治疗能够怎样解决问题,需要患者怎么做,特别要征得患者的同意和配合,否则,不可能顺利完成治疗。

第二节

治疗前检查

一、问诊

询问患者及家长最关注的问题,详细询问患者的生长发育情况和病史,重点包括患者的喂养史,是否使用安抚奶嘴,睡眠姿势及是否打鼾,有无颌面部外伤史,有无偏侧咀嚼、口呼吸、吮指、咬唇、咬物、吐舌等口腔不良习惯,腺样体、扁桃体情况,过敏史等。家族中有无类似的牙颌畸形。

二、面像与口内像

1. 面像　通常在患者自然放松状态下,拍摄正面像、微笑像、侧面像,可加拍异常吞咽、吐舌时的面像(图3-1～图3-4)。

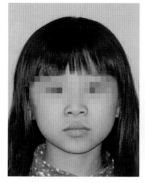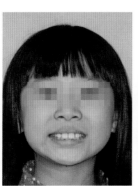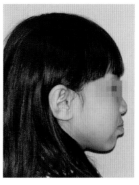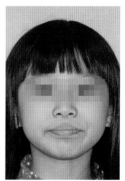

图3-1　正面像　　　图3-2　正面微笑像　　　图3-3　侧面像　　　图3-4　吞咽面像

2. 口内像　拍摄口内正、侧位拾像与上、下颌拾像。仍然让患者自然放松,这时很容易观察到吐舌习惯,可拍摄到吐舌状态(图3-5～图3-11)。

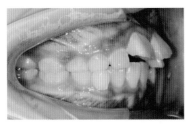

图 3-5　右侧殆像

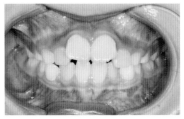

图 3-6　正面殆像

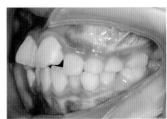

图 3-7　左侧殆像

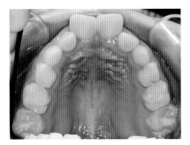

图 3-8　上颌殆像

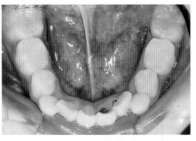

图 3-9　下颌殆像

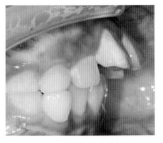

图 3-10　前牙覆殆覆盖

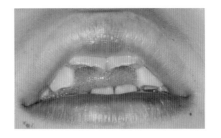

图 3-11　吐舌

三、口外检查

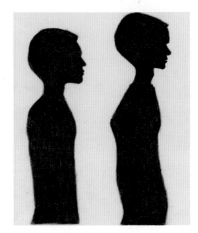

观察体位姿势，头颅是前倾还是直立（图 3-12），观察面部对称性，面部三等分比例是否协调，口角对称性、口周肌肉的状态等，面突度（直面型、凸面型还是凹面型），垂直方向上是正常、低角还是高角，鼻唇角、颏唇沟、颊肌、舌骨肌群及颏肌的紧张度。

图 3-12　体位
左：正常　右：头前倾

四、口内检查

观察唇系带、舌系带、舌体大小、牙周状况等；观察所处牙列期的咬合、磨牙区高度、牙弓及牙槽骨形态等；观察有无口呼吸及吐舌习惯。注意检查扁桃体是否肿大（图 3-13）。扁桃体肿大分为三级：Ⅰ°扁桃体肿大不超过咽腭弓，Ⅱ°扁桃体肿大超过咽腭弓，Ⅲ°扁桃体肿大达到咽后壁中线。

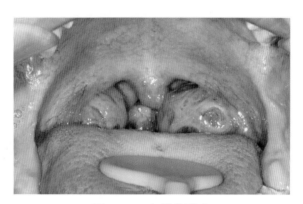

图 3-13 扁桃体肿大
左侧Ⅲ°，右侧Ⅱ°

五、研究模型

3 岁左右的孩子已经能够配合制取研究模型了，对于有些孩子咽反射比较强烈，藻酸盐印模材料可以调制偏稠一些，不要放置过多的印模材料，尽量缩短印模在口内的时间，减少孩子的不适感。用超硬石膏灌注模型。标明病例编号、姓名、性别、年龄、初诊日期。观察生理间隙、终末平面、牙弓形态、咬合关系，有无牙体发育异常等。

六、拍摄X线片

1. 全口牙位曲面体层 X 线片　俗称全景片、全口曲面体层片。初步观察牙齿发育情况及上、下颌骨情况。

2．头颅侧位片　初步观察气道是否狭窄，腺样体与扁桃体有无肥大（图 3-14），舌骨位置高低，测量下颌角度判断是否为高角病例，孩子的生长发育期等（详见本章第四节）。

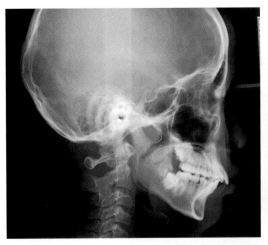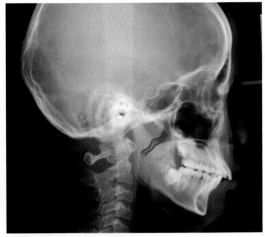

图 3-14　根据头颅侧位片初步判断腺样体、扁桃体是否肥大

红色标记示气道狭窄

第三节

治疗前评估

肌肉功能评估是口面肌功能治疗的核心，只有正确评估口面肌肉的功能，发现问题，才能进行有针对性的训练，达到口面肌功能治疗的目的。临床上有不少医师，将学习的重点聚焦于训练器的选择上，而缺乏对肌肉功能基础理论和肌肉功能评估技能的学习，造成临床治疗过程中出现了不好的结果，因此口面肌功能评估很重要。通过评估，结合对 X 线片和模型的分析结果，可明确患者口面肌功能的问题所在，向患者和家长讲解清楚，获取他们的理解与合作。

口面肌功能评估应该从患者进入诊室的一刻就开始，观察患者的体位、头颈部姿势、呼吸方式、唇闭合状态、舌位等。目前国际上有多种评估表，可根据需要选用（参见文末附录 1，附录 2）。

一、体位

头前倾（图 3-15），含胸、驼背，斜颈（图 3-16），都说明有肌肉功能障碍。正常体位侧面观，是外耳道中心点应在肩部正中连线的平面上。有研究报道，耳点每向前移 1 英寸（2.54cm），脊柱的椎间盘及关节承受的力量会增加 10 磅（约4.54kg）（图 3-17）。

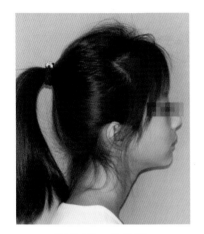
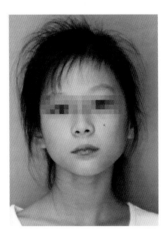
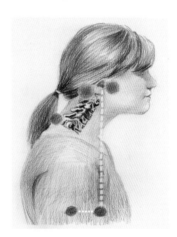

图 3-15　头前倾　　　　　图 3-16　斜颈　　　　　图 3-17　头颅前倾造成脊椎受力增加

头前倾的姿势通常与口呼吸相关，患者为了能有更多的咽部空间以利于呼吸，通常将头前倾。尽管头前倾能帮助呼吸，但是长此以往，会导致头位姿势改变、肌肉疼痛和咬合的改变。

二、面部

1. 左右对称性。
2. 面部三等分比例　是否存在面下 1/3 过短（低角）或过长（高角）（图 3-18），是凸面型、直面型还是凹面型（图 3-19）。
3. 鼻唇角　过大还是过小。
4. 颏唇沟　深、浅还是无。低角病例颏唇沟较深，高角病例无颏唇沟（图 3-18）。
5. 面部及颈部肌肉紧张度。

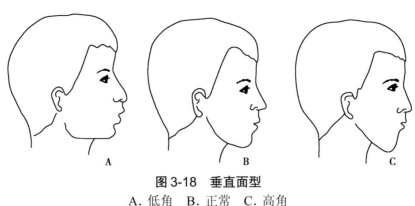

图 3-18　垂直面型
A. 低角　B. 正常　C. 高角

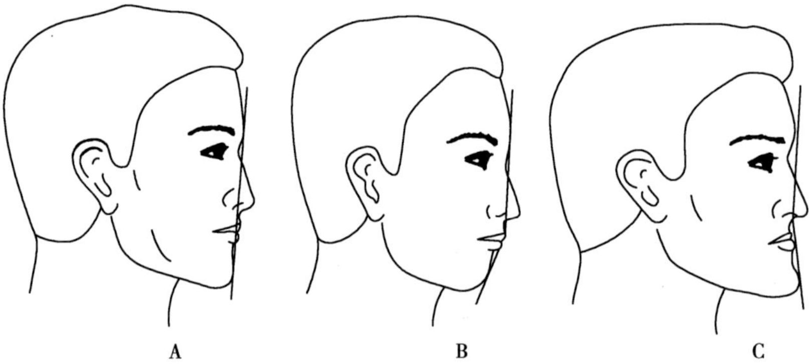

图 3-19　侧面型
A. 直面型　B. 凸面型　C. 凹面型

三、呼吸

观察是否有口呼吸，可通过以下方法：

1. 观察患者口唇是否闭合，开口姿势位说明有口呼吸习惯。有时并不是患者不会鼻呼吸，可能是曾经有较长时间鼻腔堵塞的病史不得不用口呼吸，从而形成开口习惯，因此，必须加以训练才能纠正口呼吸习惯。

2. 棉花试验　将一小片棉花置于鼻孔附近，观察患者吸气及呼气时棉花的运动，不动侧说明有鼻呼吸障碍（图 3-20）。

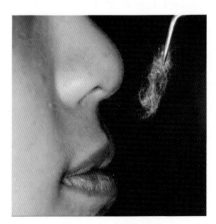

图 3-20　棉花试验

3. 口镜检查　将口镜置于鼻孔附近，观察患者吸气与呼气时镜面的变化，不出现水汽模糊的一侧，说明有鼻呼吸障碍。

4. Rosenthal 试验　嘱患者闭唇，用鼻子呼吸 1 分钟（或 20 次），不能够轻松完成说明有口呼吸。

5. Gudin 试验　嘱患者闭唇，呼气，用手指捏住患者鼻孔 20～30 秒钟，然后松开，观察鼻孔开张的情况，如果鼻翼开张度小或没有开张，说明有口呼吸（图 3-21）。

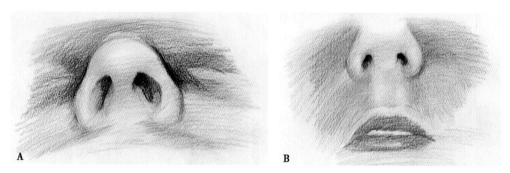

图 3-21　Gudin 试验
A. 鼻呼吸者，鼻孔正常开张　B. 口呼吸者，鼻孔开张度小

6. 临床及 X 线片检查　可初步判断患者扁桃体和腺样体的异常（图 3-14），很多时候需要请耳鼻咽喉科医师会诊，明确是否存在明显的气道阻塞因素，并加以治疗。

四、唇系带

当上、下唇不能闭合，有明显的间隙（超过 5mm）时，可能存在唇系带过短的问题。唇系带过短，缺乏正常唇闭合后双唇之间的唾液封闭，没有唾液对牙龈的杀菌作用，对牙龈的血液循环造成影响，易造成暴露性龈炎。

五、舌系带

诊断舌系带过短的方法为：嘱患者大张口，测量上、下切牙切端距离（d_1），再让患者用舌尖舔上切牙乳头，测量切端距离（d_2），正常情况下，d_2 至少应为 d_1 的 50%，如果 d_2 不足 d_1 的一半，说明要做舌系带延长手术，或通过口面肌功能治疗进行舌肌拉伸训练[2]。

六、唇

1. 休息时

（1）开口姿势位：患者始终张口呼吸（图 3-22）。

（2）唇闭合不全：半张口（图 3-23）。

（3）用力闭合：闭唇时需唇肌、颏肌用力才能闭合，颏肌紧张，颏部的紧张状态像一个高尔夫球，形成"高尔夫颏"（图 3-24）。

2. 运动时 能否自由地做前后左右运动，是否伴有其他肌肉的运动或颤抖。

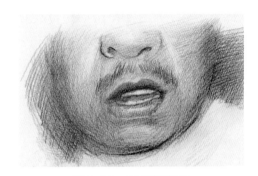

图 3-22 开口姿势位

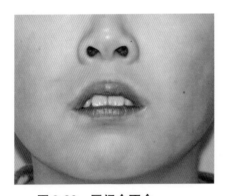

图 3-23 唇闭合不全

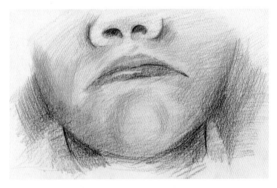

图 3-24 闭唇时唇肌、颏肌用力

七、颊

观察颊部体积、张力、外形。侧面观，正常的颊部不应覆盖住口角（图 3-25），如果颊部前方遮盖住口角，说明颊肌和口轮匝肌过度活跃（图 3-26）。检查患者颊肌，正常颊肌力量约 2g，用手捏住双侧颊肌，嘱患者吞咽，感受颊肌力量，异常吞咽的颊肌力量可达到 20g，并可使口轮匝肌力量达到 80g，患者多同时伴有眨眼动作。

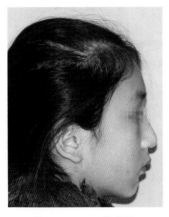

图 3-25　正常颊部

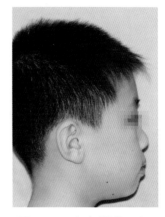

图 3-26　颊部覆盖口角

八、舌位（静态）

1. 位于口腔内　是否紧咬牙，舌上有无齿痕。
2. 位于上、下牙弓间　是否超过切端。
3. 判断低舌位
（1）舌尖下移，低于下颌切牙切缘。
（2）长面型：低舌位患者通常面部垂直高度增加。

九、吐舌（动态）——吞咽和说话

判断吐舌习惯：
1. 患者咧嘴，做吞咽动作，看到舌从替牙间隙挤出来（图 3-27）。
2. 患者咧嘴，做吞咽动作，看到唾液从牙缝中挤出来（图 3-28）。

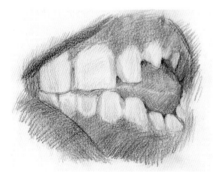

图 3-27　吞咽时吐舌

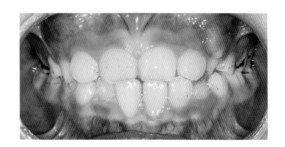

图 3-28　吞咽时吐舌，唾液被舌挤出

3. 发音不清 将"s"、"z"发成"th"。

十、吞咽

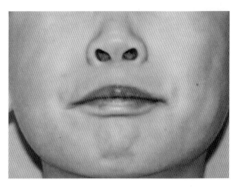

吞咽时出现以下情况,则为异常吞咽:

1. 舌位于牙弓之间(图3-27)。

2. 舌挤入牙齿间(图3-28)。

3. 使劲闭嘴,有口周肌肉运动(图3-29)。

4. 伴有面部或头部的其他运动,如闭眼、做鬼脸、耸肩、头前倾等。

图 3-29 吞咽时异常肌肉活动

十一、咀嚼

让患者咀嚼饼干等食物,观察咀嚼运动。

1. 观察撕咬方式 切牙、尖牙、前磨牙还是磨牙,亦或不能切咬,而是用手掰碎进食。

2. 观察咀嚼类型 单侧还是双侧交替,亦或只用前牙咀嚼,只能做上、下张闭口运动。

3. 其他情况 食物外溢、咀嚼时伴有头部或身体其他部位的运动。

十二、口面肌功能评估表

口面肌功能评估表是对肌肉功能评估的记录。目前有传统的评估表(参见文末附录 1)和打分式的评估表[20](参见文末附录 2);打分式的评估表有助于将肌肉功能问题分级细化,总分 100,分数越低说明肌肉功能异常问题越严重。

第四节

分析诊断与确定治疗计划

口面肌功能治疗并不根据磨牙关系来诊治,而是关注肌肉功能异常带来的

过程中较为恒定。若该角过大，则下颌后缩，面部主要呈垂直向生长；反之，下颌呈前突，面部生长方向水平。

2. Tweed 分析法　主要是测量由眶耳平面、下颌平面和下中切牙长轴所组成的三角（图3-35）。

（1）眶耳平面-下颌平面角（FMA）：眶耳平面与下颌平面的交角，以下颌下缘的切线作为下颌平面。

（2）下中切牙-眶耳平面角（FMIA）：下中切牙的长轴与眶耳平面的交角。

（3）下中切牙-下颌平面角（IMPA）：下中切牙长轴与下颌平面交角。

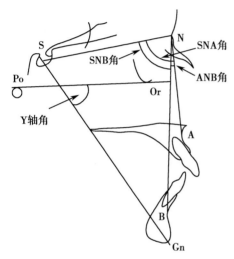

图 3-34　上下颌骨常用测量项目

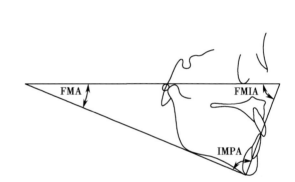

图 3-35　Tweed 分析法

对于非正畸医师，综合评价和诊断可能有一定的难度，应该了解相关的知识，例如什么是高角、低角病例？什么是垂直生长型？这对于选择口面肌功能训练的病例是非常重要的。表3-1列出了常用头影测量分析的正常值范围，以Ⅱ类错𬌗为例，通过测量应明确患者上、下颌骨的矢状向关系，是上颌前突、下颌后缩，还是两者兼有之。FMA 角过大，说明是高角病例；Y 轴角过大，说明下颌后缩，面部主要呈垂直向生长。IMPA 角度过大，说明下切牙唇倾，这样的病例做口面肌功能治疗需慎重。

表 3-1　口面肌功能治疗常用头影测量分析正常值范围

测量项目（°）	替牙期	恒牙期
SNA	82.3±3.5	82.8±4.0
SNB	77.6±2.9	80.1±3.9
ANB	4.7±1.4	2.7±2.0

续表

测量项目（°）	替牙期	恒牙期
FMA 男	29.5±3.7	30.2±4.0
女	29.1±5.5	29.7±4.0
FMIA 男	53.6±5.7	54.2±4.4
女	55.8±6.3	57.8±6.9
IMPA 男	96.9±6.3	95.6±5.0
女	95.2±6.7	92.5±6.9
Y 轴角	65.5±2.9	66.3±7.1

（四）软组织分析

审美线（E plane）：从鼻尖到软组织颏部的切线（图 3-36），可用来估计双唇和侧貌（鼻 - 颏）之间的软组织平衡状况。良好的侧貌，下唇接触 E 线，上唇在该线稍后方 0.5～1mm。当下唇位于 E 线之前时，所测的 E 线至下唇距离为正值；在 8.5 岁时，该线距约为 −2.0mm。随着年龄增加，下唇变得较突，比较接近 E 线。

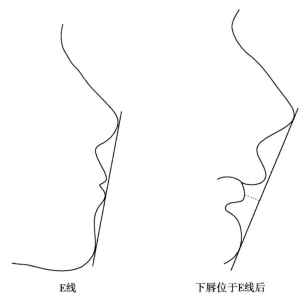

E线 下唇位于E线后

图 3-36 审美线（E 线）

二、全口牙位曲面体层 X 线片分析

全口牙位曲面体层 X 线片（俗称全景片、全口曲面体层片）上要观察颌骨基本形态，有无额外牙（也称多生牙）（图 3-37），有无先天恒牙胚缺失（图 3-38），

恒牙胚位置与大小，有无阻生牙，牙周状况，替牙间隙情况（图3-39），下颌角前切迹的深度，下颌升支、髁突的形态及对称性等。初步判断鼻中隔是否偏曲（图3-40），有无鼻甲肥大等。

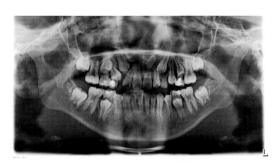

图3-37　21根尖部额外牙

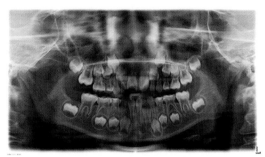

图3-38　42先天缺失

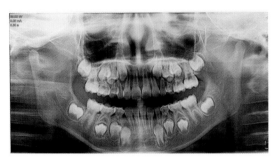

图3-39　无43萌出间隙

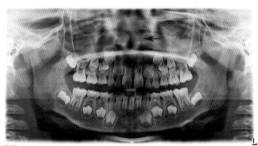

图3-40　鼻中隔偏曲（红色箭头示）

三、模型分析

1. 牙量与骨量的关系　有无生理间隙，有无拥挤。

2. 牙弓

（1）牙弓对称性：观察牙弓左右是否对称，上、下牙弓是否协调。

（2）牙弓形态：观察牙弓宽度发育情况，是尖圆形还是方形牙弓，上、下牙弓宽度是否协调。

3. 咬合　测量并记录前牙覆𬌗、覆盖情况，有无反𬌗、锁𬌗等。

4. 牙齿大小的协调性——Bolton 指数分析　Bolton 指数包括上下牙弓的左右尖牙间牙冠宽度总和的比例关系，及上下牙弓的左右第一磨牙间牙冠宽度总和的比例关系。下颌 6 个前牙牙冠宽度总和与上颌 6 个前牙牙冠宽度总和的比率，称为前牙比；国人正常𬌗的 Bolton 指数前牙比为 78.8%±1.72%。下颌 12 个牙牙冠宽度总和与上颌 12 个牙牙冠宽度总和的比率，称为全牙比；国人正常𬌗的 Bolton 指数全牙比为 91.5%±1.51%。

在口面肌功能治疗的诊断分析中，要对恒牙列早期的患者进行牙齿牙量大小比例的分析，因为上、下颌牙量不调的病例，口面肌功能治疗后，可能会在牙量偏小的牙弓出现间隙。对于恒牙胚有先天缺失的患者，无需再做测量，但是对于牙齿没有先天缺失的患者，有必要进行测量。

四、骨面型

根据临床特征并结合 X 线头影测量分析结果，从矢状向和垂直向对错𬌗畸形进行骨面型[21]分类。

1. 矢状骨面型（图 3-41）　根据上下颌的相对位置，以 X 线头影测量 ANB 角的大小，从矢状方向将骨面型分为三类：

（1）Ⅰ类骨面型：ANB 角在 0°～5°（恒牙早期），上下颌相对位置正常。

（2）Ⅱ类骨面型：ANB 角大于 5°，鼻上颌复合体相对于下颌位置靠前，或下颌相对于上颌位置后缩，或两个因素复合。

（3）Ⅲ类骨面型：ANB 角小于 0°，下颌基骨相对于上颌位置靠前，或者上颌相对于下颌位置靠后，或者两个因素复合。

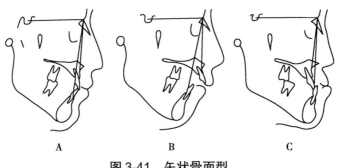

A　　　　　B　　　　　C

图 3-41　矢状骨面型
A. Ⅰ类　B. Ⅱ类　C. Ⅲ类

2. 垂直骨面型（图 3-42）　根据下颌下缘的陡度，将面部的垂直发育分为三类：

（1）均角型（正常型）：面部垂直发育协调，FMA 角度在正常范围。

（2）高角型（开张型）：面部垂直向发育过度，FMA 角度大于 32°。

（3）低角型（聚合型）：面部垂直向发育不足，FMA 角度小于 22°。

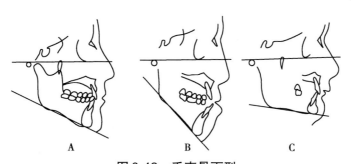

图 3-42　垂直骨面型
A. 均角型　B. 高角型　C. 低角型

五、诊断

结合头影测量分析、全口牙位曲面体层 X 线片的分析、模型分析和口面肌功能评估结果，应明确以下几点：

1. 有无气道阻塞问题，及唇舌系带过短问题。

2. 骨面型　高角还是低角。单纯上颌前突或下颌前突，上颌前突伴下颌后缩，下颌前突伴上颌后缩，还是双颌前突。

3. 覆𬌗、覆盖　深覆𬌗、深覆盖，浅覆𬌗、浅覆盖，开𬌗、反𬌗或锁𬌗。

4. 牙齿大小与牙弓发育是否协调　协调，拥挤，间隙（先天缺牙、过小牙）。

5. 肌肉功能问题　参见口面肌功能评估表的内容（详见第三章第三节）。

在诊断过程中，要抓住肌肉功能异常这个病因，明确形成错𬌗畸形的异常肌肉功能问题，从而针对病因确定口面肌功能训练的重点。

六、确定治疗计划

1. 明确适应证　有颞下颌关节问题的患者不能盲目戴用训练器，严重骨性畸形，通常伴有遗传和生长发育型异常的因素，不能通过单纯的口面肌功能治疗解决畸形问题。对训练器材料有过敏史的患者，不能使用训练器。

口面肌功能治疗同传统功能矫治一样，对于高角的垂直生长型患者，要特别慎重。特别是前牙覆𬌗覆盖比较浅或有开𬌗倾向的患者，说明咀嚼肌力量薄弱，下颌升支发育不足，舌位低，下颌骨向前下方旋转，应特别重视咀嚼肌、舌肌等多组肌肉的训练；否则，戴训练器可能造成开𬌗。

上海交通大学医学院附属第九人民医院沈刚教授提出突面畸形沈刚分类法[22]。表3-2中对于口面肌功能治疗Ⅱ类错𬌗患者的病例选择,有良好的指导意义。肌肉功能治疗适合于牙槽性、颌位性及混合性的患者,此类患者下颌骨形态发育基本正常,表现为下颌骨位置的后退。口面肌功能治疗不适合于骨源性下颌后缩的突面畸形,骨源性患者的下颌骨形态发育不正常,戴用训练器可能导致双颌前突(图3-43)。

表3-2 突面畸形沈刚分类

		临床特征	病理机制
牙槽性		牙槽局部突出 前牙唇倾 唇态松厚	唇肌松弛→ 张口呼吸→ 前牙唇倾→ 牙槽跟进
骨源性		牙槽整体饱满 前牙直立/内倾 下颌后缩/正常 (形状)	上颌先天前突→ 上前牙代偿 下颌形态不良
颌位性		上颌正常 或牙槽性前突 下颌后退(位置)	下颌惯性后退→ 覆𬌗、覆盖增加
混合性	Ⅰ型	上颌骨源性前突 上前牙正常或直立 下颌后退(位置)	上颌前突+ 下颌惯性后退
	Ⅱ型	上颌骨源性前突 上前牙内倾 下颌后退(位置)	上颌前突→ 前牙过度代偿→ 下颌被迫后退

2. 治疗顺序 上气道阻塞的患者,应建议耳鼻咽喉科会诊,必要时行腺样体与扁桃体切除手术。舌系带过短的患者,应先做舌系带延长术。术后尽早开始口面肌功能训练。

口面肌功能治疗的重点是针对功能异常的肌肉进行训练,而不单纯是选择哪种训练器。应牢记肌功能治疗的目标,即建立正确的鼻呼吸、唇闭合、舌体上抬和正确吞咽,训练器和训练操均为这一目标服务。训练器的结构大同小异,没有训练器同样可做肌肉训练操,完成口面肌功能治疗。

3. 与其他口腔治疗的关系 口面肌功能治疗不会影响常规口腔治疗,不影响牙齿替换。对于乳牙早失的患者,应先制作缺隙保持器。有额外牙的患者,应拔除额外牙。

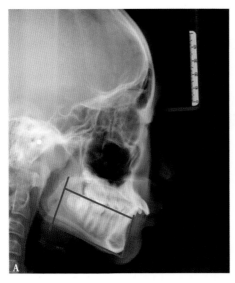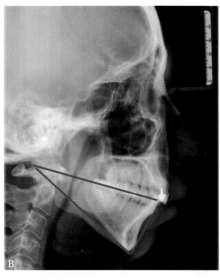

图 3-43　下颌后退与下颌后缩

A. 下颌后退　B. 下颌后缩

有先天缺牙或牙列中有过小牙的患者，口面肌功能治疗后牙弓内会出现间隙，因为通过口面肌功能治疗，颌骨和牙弓得到了充分发育。这个间隙在后期可以通过传统正畸治疗或修复治疗关闭。

口面肌功能治疗在错𬌗畸形的早期进行预防、干预，可以促进颅颌面部正常的生长发育，防止畸形的进一步发展。其疗效依赖于医师的诊断分析、个性化治疗过程、多学科之间医务人员的协作和患者良好的依从性，疗程应持续观察到患者恒牙全部替换完成，需要做传统正畸治疗时就及时衔接。通常，有些患者不再需要做传统正畸治疗，这正是口面肌功能治疗治未病、治欲病的意义所在。有些患者，经过口面肌功能治疗后，使得原本可能是拔牙的正畸病例，变为非拔牙病例（详见第四章），简化了传统正畸治疗。

第五节

签署知情同意书

绝大多数家长最关心的是患者的牙齿什么时候能够排整齐，通过宣教和沟通，要使家长和患者能够理解口面肌功能治疗的内容和意义。签署知情同意书，是再次告知患者及家长口面肌功能治疗的目标、作用、疗程及费用等。

必须强调，气道阻塞因素（腺样体肥大、扁桃体肥大等）不去除，会影响鼻呼吸的建立，而鼻呼吸的建立是口面肌功能治疗的第一目标。舌系带过短的患者，如果不行舌系带延长术，舌体不能上抬，就不能形成正确的呼吸和吞咽习惯。

另外，口面肌功能治疗不能解决牙齿间隙问题，这一点要事先和家长说明，这个间隙需要后期通过传统矫治或修复关闭（参见文末附录3）。

第六节

口面肌功能训练器的选择与配戴

一、口面肌功能训练器简介

训练器是口面肌功能治疗最有利的工具，美国、法国、德国、澳大利亚、日本均有相关产品，目前国内使用较多的是澳大利亚肌功能研究中心（myofunctional research company）的 Trainer 和 Myobrace 系列产品。训练器通常由硅橡胶或聚氨基甲酸酯制成，通常分为第一阶段（软质）和第二阶段（稍硬），不影响牙齿替换。训练器类似正位器，上、下两个槽沟容纳牙齿，唇颊侧的屏障可以将口轮匝肌、咬肌和颏肌的异常力量阻挡，训练器（除 I3 系列）下前牙区龈方的点状突起，进一步撑开颏肌，避免异常肌力施加到牙槽骨和牙齿上，从而使得牙槽骨能够向前、向侧方生长，促进牙弓发育，解除牙齿拥挤。训练器舌侧上方是舌标，相当于戴入口内上颌切牙后方 5mm 的位置，是正常安静状态下舌的正确位置，有了这个舌标，患者就能够准确地找到舌位。训练器舌侧下方伸展出的舌屏，可以帮助舌上抬，防止舌位过低、纠正吐舌习惯（图 3-44）。

训练器由软质更换到硬质材料，通常经过纠正不良习惯、维持扩大的牙弓形态、排齐牙齿和保持四个阶段，这四个阶段并不是截然分开的，在纠正不良习惯的同时，就在扩大牙弓、排齐牙齿。对于拥挤度较大的患者，需要增加扩弓装置，如澳大利亚口面肌功能研究中心的弓丝弯制系统（Bent Wire System，BWS）（图 3-45），这个扩弓装置配合口面肌功能训练器一起使用，可以解决拥挤度较大的问题。此系列训练器后期有专门牙齿排齐的训练器，在训练器上、下两个槽沟内有竖突，有助于牙齿的进一步排齐（图 3-46）。

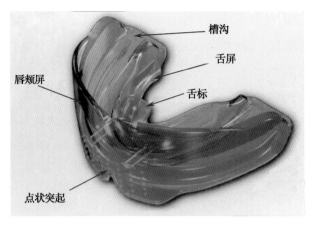

图 3-44　口面肌功能训练器的结构

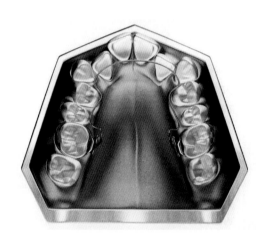

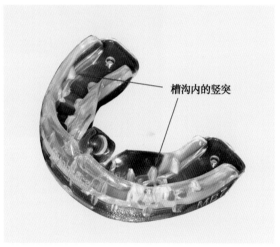

图 3-45　与训练器配合使用的弓丝弯制系统　　图 3-46　具有个别牙齿排齐功能的训练器

二、口面肌功能训练器的选择

根据患者年龄、牙弓大小和咬合关系来选择训练器。

选择相应年龄段的训练器，同时要考虑牙弓的大小，训练器应覆盖到最远中的乳磨牙或磨牙，宁大勿小。以澳大利亚肌功能研究中心的训练器为例，Ⅰ类骨面型通常采用常规训练器（INFANT，T4K，J，A 系列）；Ⅱ类骨面型，覆盖较大的患者，采用Ⅱ类错𬌗训练器（I2，K 系列）；Ⅲ类骨面型，采用Ⅲ类错𬌗训练器（I3 系列）。对于拥挤度大于 5mm 的病例，需要增加扩弓装置，才能达到较好的疗效。随着孩子年龄增长和牙列状况的改变，应及时更换相应的训练器，特别要注意恒牙列的患者，应关注第二磨牙的萌出，避免因训练器末端未覆盖住第二磨牙而导致开𬌗。对于覆盖较大的患者，可选择前部唇屏较高的训练器。

训练器戴入口内（图 3-47），可能有软组织压痛，应及时缓冲。软质训练器可以在压痛位置用尖手术刀片缓冲，用树脂抛光磨头打磨抛光（图 3-48）。硬质训练器可以用金刚砂磨头缓冲、抛光（图 3-49）。应让患者在诊室内戴上训练器，尽可能观察 5～10 分钟，无任何不适再离开。

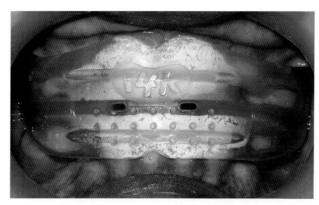

图 3-47 训练器戴入口内

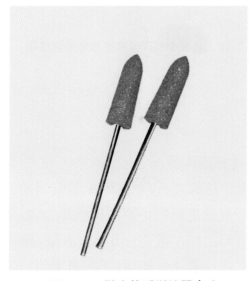

图 3-48 抛光软质训练器磨头

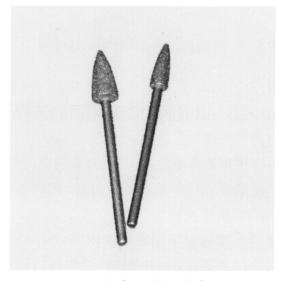

图 3-49 调磨硬质训练器磨头

需要强调的是,任何训练器均是在掌握口面肌功能治疗理论和正确进行肌肉功能评估的基础后,选择使用的工具。就像正畸治疗一样,诊断和制订治疗计划是根本,至于选择哪个品牌的托槽,都只是实现矫治目标的工具。切忌不学习口面肌功能治疗理论,只对着研究模型,选个训练器就交给患者戴,这样不但达不到治疗效果,还可能带来更多的问题。当然,用好训练器这个工具,口面肌功能治疗能够更方便、更有效。

三、口面肌功能训练器的配戴

1. 配戴要点

第1步:将训练器拿在手中,如有舌标,舌标向上;

第2步:将训练器放入口内;

第3步:用舌尖舔舌标;

第4步:轻轻咬合牙齿,感觉训练器对牙齿和牙弓的力量;

第5步:闭唇,用鼻子呼吸。

可以通过讲解,让患者自己按上述步骤将训练器戴入口内。要强调的重点是:闭唇、舌尖位于上腭、用鼻呼吸、不能说话。戴入训练器,即在做唇肌、舌肌和呼吸的训练。唇肌无力的患者,在诊室内戴一会儿训练器,就感觉口周酸胀,或者双唇闭不拢。口呼吸的患者,也不能坚持闭唇。叮嘱患者戴训练器不能说话,否则容易将训练器咬裂,也达不到肌肉训练的目的。

2. 时间要求　每天清醒时戴用 1～2 小时,晚间睡觉戴用。清醒时戴用——这是必要的肌肉功能训练,对于纠正口呼吸、舌位和异常吞咽有至关重要的作用;可以让患者逐步增加戴用时间,最好连续戴用。只有清醒时戴用时间足够,异常的肌肉力量得到克服,口周肌肉得到训练,才能起到良好的效果。夜间是生长激素分泌最旺盛的时间段,因此,夜间睡觉戴用训练器,对骨骼的发育有促进作用,初期大部分患者的训练器会在夜间脱出,那是因为口周肌力不平衡的结果。增加清醒时戴用时间,慢慢就会整夜不脱出。

3. 训练内容　能够认真坚持按要求戴用训练器,循序渐进增加肌肉训练内容。注意:训练操要由易到难,不要急于求成(详见本章第七节)。

4. 记录表　每次就诊时,给患者发放训练器配戴记录表及训练记录表(参见文末附录4),鼓励患者按要求戴用并认真记录。每次复诊时患者要带训练器和记录表。

前面提到，口面肌功能治疗的基础是神经可塑性，是对神经-肌肉进行再教育，患者在建立正确的行为习惯（如鼻呼吸）时，会受到旧习惯（如口呼吸）的干扰，只有通过连续不断地重复训练，才能克服旧的不良习惯，形成新行为的神经反射，实现重塑。因此，每天清醒时按照要求戴用训练器至关重要，只是夜间戴用，没有肌肉的主动训练、重塑的练习，神经肌肉的变化不能完成。有的患者不按要求戴，戴着训练器半张口说话，清醒时不戴用，甚至出现了不良结果。因此，对患者戴用情况的监控很重要，持之以恒很重要。

第七节

口面肌功能训练操

按要求戴用训练器是最基本的肌肉训练，在此基础上，再由易到难地增加相应的口面肌功能训练操[23, 24]，每次复诊针对患者的口面肌功能问题，教会1~2种训练操，循序渐进，坚持才能有效果。训练时经常使用镜子，让患者观察自己的问题所在，确保能够正确掌握肌肉训练操。

一、呼吸训练

1. 呼吸意识训练　患者戴入或不戴训练器，都要闭紧双唇，用鼻子深吸气，再深呼气。重复，每组2分钟，每天2组。训练鼻呼吸意识。

2. 屏气训练　也称 Buteyko 呼吸训练，是20世纪50年代由乌克兰医师 Konstantin Buteyko 提出的简单的屏气练习。坐直，用鼻呼吸，呼气后，用手指捏住鼻子，坚持2~4秒，然后轻轻吸气。每天2组。

3. 捏鼻踱步训练　戴入或不戴训练器都可以做，保持身体直立，双唇闭合，用鼻呼吸。正常鼻呼吸1分钟后，捏住鼻子，踱步走，1秒钟走1步，直到憋不住气，松开手指，慢慢用鼻吸气，记录所走的步数。每天2组，注意始终保持唇闭合的状态，1秒钟走1步，可以使治疗前、后有参照。通常有口呼吸习惯的患者，只能坚持走20步以内。通过不断的训练，捏鼻踱步的步数会逐渐增加（图3-50）。

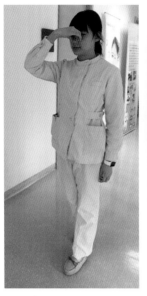
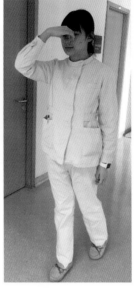

视频 1
捏鼻踱步训练

图 3-50　捏鼻踱步训练

二、舌训练

1．N 点训练　上切牙后约 5mm 处,也是发英文字母"N"结束时舌尖的位置,找准位置,将舌尖顶住该位置,保持小张口,唇肌无运动,保持 10 秒,做 5 次为 1 组,每天 3 组(图 3-51)。

视频 2　N 点训练

N 点训练可帮助患者认识正确的舌位,戴训练器时有舌标指示这个位置,要告知患者平时休息位时舌尖应始终处于这个位置。帮助患者纠正低舌位的习惯。

2．舌尖顶皮圈训练　将正畸牵引皮圈置于舌尖,舌尖顶住上切牙后

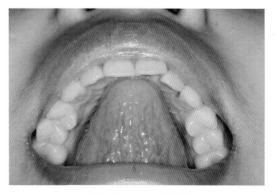

图 3-51　N 点训练

5mm,保持,不要让皮圈掉下来,坚持 10 分钟,可以看到舌尖上皮圈的印记(图 3-52),每天 3 组。也可以用舌尖顶一个圈形薄荷糖至上腭,待薄荷糖完全融化。

舌尖顶皮圈训练可帮助患者记忆正确的舌位,并且锻炼舌上抬的力量。

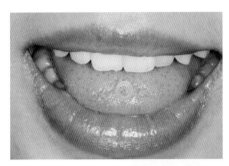
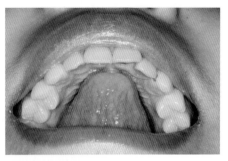
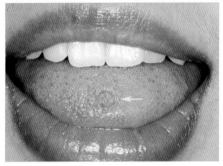

视频3
舌尖顶皮圈训练

图 3-52　舌尖顶皮圈训练

3. 瘦舌训练　将舌伸长，伸出口外，左右摇摆，尽量不触碰嘴唇，再张开嘴，慢慢卷舌。每组 20 次，每天 2 组（图 3-53）。

瘦舌训练可锻炼舌系带及舌肌力量。

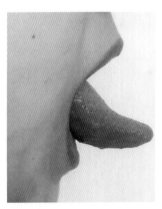
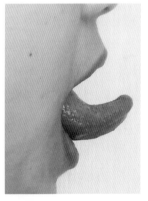

视频4
瘦舌训练

图 3-53　瘦舌训练

4. 弹舌训练　将舌吸到上腭，迅速离开上腭发出弹响，像模仿马蹄"哒哒"声，注意不是将舌弹向口底发出"嘚啦"声。每组做 20 次，每天 3 组。

弹舌训练可练习舌前部和中部的肌肉，帮助舌上抬。

视频 5　弹舌训练

5. 卷舌训练 将舌卷起，从切牙开始，尽量后卷到软硬腭交界处，保持 5 秒。每天 2 组，每组 50 次（图 3-54）。

视频 6 卷舌训练

卷舌训练可锻炼舌根部，帮助舌上抬，开殆和高角的病例尤其需要加强这个训练。

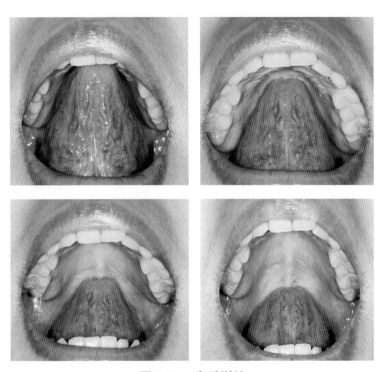

图 3-54 卷舌训练

6. 口香糖摊饼训练 将口香糖嚼软成团状，用舌尖将糖团置于上颌切牙后 5mm 处，然后用舌体压住口香糖，同时做吞咽动作，将口香糖在上腭部摊平，每天 0.5 小时（图 3-55）。

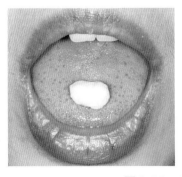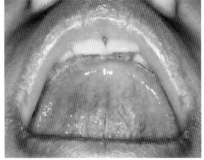

图 3-55 口香糖摊饼训练

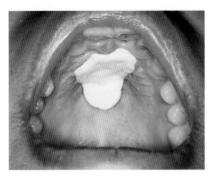

视频 7
口香糖摊饼训练

图 3-55 口香糖摊饼训练（续）

口香糖摊饼训练可训练舌肌力量，帮助舌上抬。

三、吞咽训练

1. 戴训练器喝水训练 戴入训练器，让患者喝一口水，慢慢吞咽，吞咽时舌尖仍位于舌标处。每天 3 组，每组吞咽 50 次。

视频 8
戴训练器喝水训练

戴训练器喝水训练可帮助患者克服异常吞咽带来的问题，戴着训练器，患者的舌头不能向前置于牙齿之间，可以纠正吐舌吞咽。但是很多有异常吞咽习惯的患者，需要靠唇肌、颏肌的异常运动才能完成吞咽，这时有训练器的颊屏起作用，可避免这些异常的肌肉力量施加到牙槽骨和牙齿上。经过持续的训练，慢慢会建立正确的吞咽习惯。

2. 不戴训练器喝水训练 舌尖置小物，可以是牵引皮圈，或者是小食品。喝水，舌尖始终顶在 N 点舌位，做吞咽动作，舌尖上的小物不应移动。每天 3 组，每组吞咽 50 次。

视频 9
不戴训练器喝水训练

拿个玻璃杯准备喝水，舌尖舔上腭，喝一小口水，舌头不能伸出口外。闭唇，舌背下降存住水，轻咬后牙，舌背上抬将水咽下，在最后吞咽时刻头轻微后仰（图 3-56）。每天 3 组，每组吞咽 50 次。

不戴训练器喝水训练在前一个练习的基础上，加强正确吞咽习惯的建立。

3. 咧嘴弹舌吞咽训练 大笑状，后牙轻咬，嘴唇离开牙齿，弹舌发出响声（口底部不发声，下巴不能动，牙齿保持咬合）然后吞咽，每组 15 次，每天 3 组（图 3-57）。

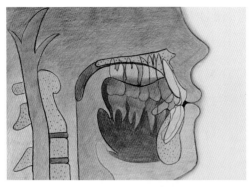
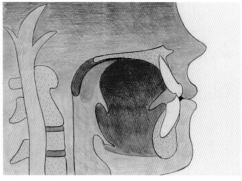
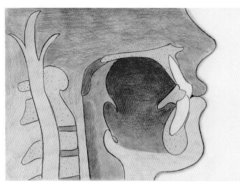

图 3-56 喝水吞咽

咧嘴弹舌吞咽训练可帮助纠正异常吞咽习惯,建立正确的吞咽方式。通常是在舌肌力量训练完成后,才有可能正确地完成这个动作。

4. 咬棉卷吞咽训练 张开嘴,将消毒棉卷置于同侧口角处,牙齿轻咬棉卷,发"靠、靠、靠"音,然后吞咽,每侧各做 6 次,每天 3 组(图 3-58)。

视频 10 咧嘴弹舌吞咽训练   视频 11 咬棉卷吞咽训练

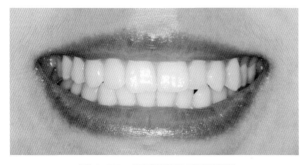
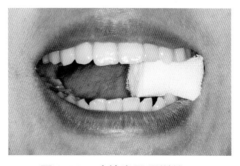

图 3-57 咧嘴弹舌吞咽训练   **图 3-58 咬棉卷吞咽训练**

咬棉卷吞咽训练比较难，锻炼舌后部的肌肉。发"靠"音和做吞咽动作时，能够感觉舌后部肌肉的收缩。

四、唇肌训练

下面这些练习主要锻炼唇部肌肉力量，针对上、下唇部的肌肉进行训练，有助于形成唇闭合的习惯。

1. 抿唇或含纸片训练 抿住双唇，尽量不要露出唇红（图 3-59），或者用上、下唇含住一张小纸片或小卡片（图 3-60），保持这个姿势 20 分钟，每天 3 组。

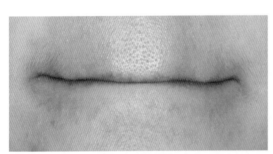 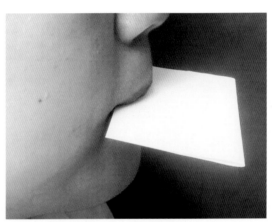

图 3-59 抿唇训练　　　　　　　　　图 3-60 含纸训练

2. 包唇训练 上唇包住下唇，可以在下唇前庭沟处放置一个棉卷（图 3-61），及下唇包住上唇的训练（图 3-62）。每组 20 分钟，每天 3 组。

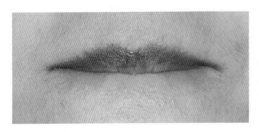 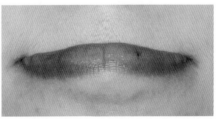

视频 12
包唇训练

图 3-61 上唇包下唇训练　　　　　图 3-62 下唇包上唇训练

3. 练习爆破音和吹纸训练 抿唇，用力发"泼"音，面前放一张面巾纸，用发"泼"音的气流力量将纸吹起。每组 100 次，每天 3 组（图 3-63）。

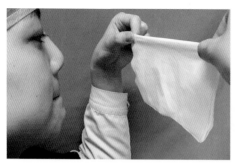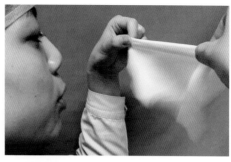

视频 13
吹纸训练

图 3-63　吹纸训练

4. 嘴唇吃面条训练　取一根约 1m 长的消毒棉线,将一端含入口内,用双唇的力量将棉线抿入口内。也可以进餐时用面条练习,每组抿 20 次,每天 3 组(图 3-64)。

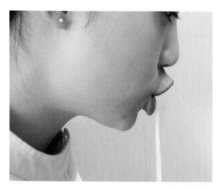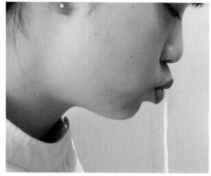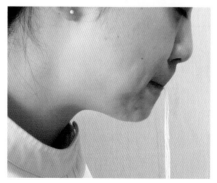

视频 14
嘴唇吃面条训练

图 3-64　嘴唇吃面条训练

5. 拉纽扣训练　三个方向(侧—正中—侧),具体方法:将绳穿过纽扣(图 3-65),将纽扣置于嘴唇与牙齿之间的前庭沟,用力拉绳子,患者要通过使劲闭嘴来含住扣子,使扣子不能脱出口外,保持 5 秒钟,应分别从正中及左、右侧三个方向练习,每个方向拉 20 次,每天 3 组(图 3-66)。

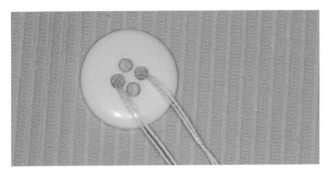

图 3-65 将绳穿过纽扣

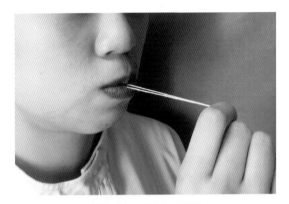

图 3-66 拉纽扣训练

视频15
拉纽扣训练

也可以两个人分别含住绳子两端的扣子，进行拔河比赛，增加练习的趣味性。或采用唇肌训练器进行该项训练。

五、咬肌训练

1. 咬肌操 坐直，双唇闭合，舌位于上腭前部，牙齿轻合，双手抚摸咬肌区，数拍子，数到第 8 拍时，后牙做用力咬合动作，双手感受咬肌区肌肉收缩向外，每组做 8 个 8 拍，每天 2 组（图 3-67）。

2. 咀嚼口香糖 后牙用力咀嚼口香糖，双侧交替咀嚼，每组 10 分钟，每天 2 组。

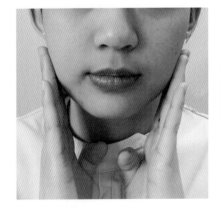

视频16
咬肌操

图 3-67 咬肌操

六、颊肌训练

1. 鼓气训练 口内充气保持嘴唇封闭,维持 15 秒,然后用手指按压面颊,使空气从嘴唇间排出。每组 25 次,每天 3 组。

还可以通过颊部肌肉将气体从一侧压向另一侧,每组 25 次,每天 3 组(图 3-68)。

2. 吹气球训练 让患者吹气球,每次需连续向气球内吹气 10 次,休息 1 分钟,再吹。连续吹 10 次为 1 组,每天 1 组(图 3-69)。

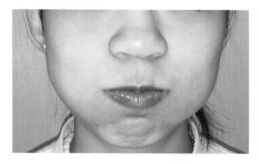
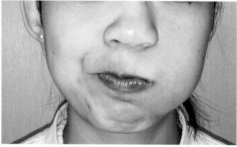
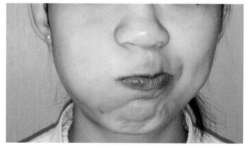

视频 17
鼓气训练

图 3-68 鼓气训练

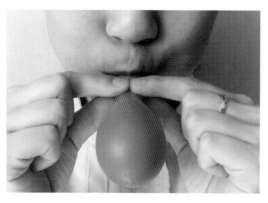

图 3-69 吹气球训练

七、按摩练习

1. 按摩上唇　示指放在上唇部，慢慢向下按摩、牵引上唇，持续 15 秒，每组 20 次，每天 1 组（图 3-70）。

视频 18　按摩上唇

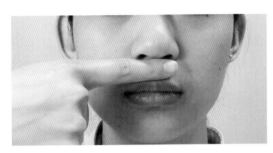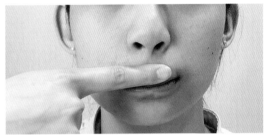

图 3-70　按摩上唇

2. 按摩颏部　示指和中指并拢放在颏部，顺时针、逆时针按摩颏部，做 8 个 8 拍，每天 1 组（图 3-71）。

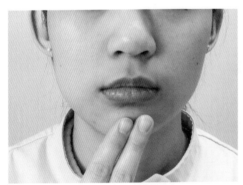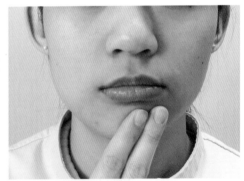

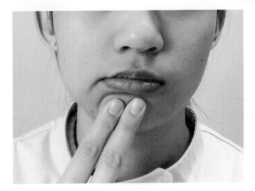

视频 19
按摩颏部

图 3-71　按摩颏部

3. 按摩颈部 坐直，仰头，拉伸颈部肌肉，以右手按摩左侧颈部肌肉，左手按摩右侧颈部肌肉，做 8 个 8 拍，每天 1 组（图 3-72）。

姿势同前，双手交替按摩正中颈部肌肉，做 8 个 8 拍，每天 1 组（图 3-73）。

视频20

视频 20 按摩颈部

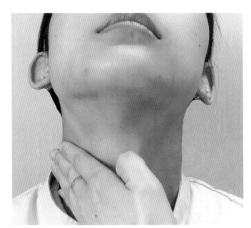
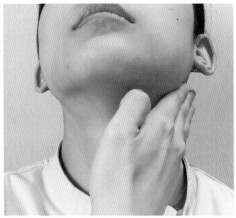

图 3-72 按摩左右侧颈部肌肉

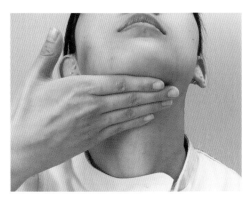
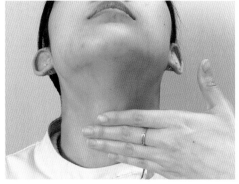

图 3-73 按摩正中颈部肌肉

八、需注意的问题

正常的口腔功能是在多组肌肉协调作用下完成的，应该明确的是，口面肌功能训练操的每一训练并不是孤立的，而是同时训练一组甚至几组肌肉功能。训练时需注意以下几个问题：

1. 训练器能按要求认真戴用后再做训练操　清醒时认真戴用训练器是最基本的、全面的肌肉功能训练,如果患者不能保证每天清醒时戴用1～2小时,依从性欠佳,即使教训练操,也不能按时完成。

2. 针对异常的肌肉功能选择训练项目　根据口面肌功能评估的结果,有针对性地选择训练操。例如唇闭合不全的患者,着重唇肌的训练;偏高角的患者,要加强咬肌的训练。

3. 确保患者学会肌肉训练操　通过医护人员的讲解和演示,应保证患者学会正确的肌肉训练动作。有时因为异常肌功能问题,患者很难按正确的方法做好肌肉训练操,这时要耐心讲解、反复示范,确保患者掌握动作要领,虽然暂时还不能完全按要求做好,但可以通过每天反复的训练来提高。

4. 要循序渐进　训练操可以有多种组合形式,但是每次只教会患者1～2项训练即可,而且要保证患者完全掌握,在已教会的训练操达到目的且肌肉功能改善后,再考虑增加新的训练操,先易后难。如果患者不知道正确的舌位,舌肌力量不够,则不可能做好后面的吞咽训练。因此,要根据患者的肌功能状态,逐渐增加训练频次和训练时间。

5. 强调反复、连续的重要性　口面肌功能治疗是对患者的神经 - 肌肉进行再教育,相对较弱的反复、持续的刺激比短时间内高强度的刺激更为有效。不良习惯已在大脑中形成神经反射,打破旧的回路,建立新的、正确的神经反射,需要反复练习、持续练习。要和患者及家长强调按要求、按频次、按时间做肌肉训练操的重要性,这是口面肌功能治疗的核心。

第八节

复诊

患者刚刚戴入训练器,需要时间适应,可在2周后电话随访,或者预约复诊,及时解决家长的疑问。可以让患者每天清醒时逐渐增加戴用时间。配合良好的患者可4～6周复诊。

复诊时应注意以下问题:

1. 口面肌功能评估　从患者一进入诊室,就开始观察体位、头颈部姿势、唇闭合状态、呼吸方式及舌的位置。休息时唇闭合状态有无改善,是否用鼻呼吸,休息时舌位置。口面肌功能评估是每次复诊必须要做的工作。

2．检查训练器和记录表　检查训练器有没有咬痕或裂开，有些患者戴训练器说话，或者有夜磨牙习惯，训练器容易被咬裂（图 3-74），必要时需更换新的训练器。查看记录表，询问戴用训练器后的反应，有无牙齿酸痛、肌肉酸胀，夜间是否从口内脱出。没有带记录表或未认真记录的患者，说明依从性欠佳，要引起重视。

3．戴入训练器　观察戴入训练器后能否按照要求闭唇，用鼻呼吸。观察有无异常的口、面肌肉运动。

4．口内检查　观察牙齿的排列、咬合关系的变化，有无开𬌗的出现。

5．口面肌功能检查　问患者舌尖的位置，观察能否准确地将舌尖置于上切牙乳头位置，保持小张口状态，舌体有无震颤。如果患者不能准确将舌置于正确位置，需用棉签或探针触碰上颌切牙乳头处，让患者反复用舌尖去找这个位置，直到能够反复找到正确位置。同时，可以告诉患者这个点也称为 N 点，即英文字母"N"发音结束时舌尖的位置。检查唇闭合度的改善，唇肌、口轮匝肌和颏肌张力的变化，吞咽时舌的位置及口周肌肉的活动。

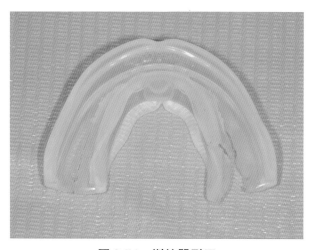

图 3-74　训练器裂开

通过每次复诊，告知患者存在的错误习惯，增强患者的自查意识，强化正确功能意识。如果患者戴用情况良好，则可以根据患者的口面肌功能评估结果，逐步增加 1～2 项肌肉训练操。

6．更换训练器　口面肌功能训练器不影响牙齿替换。如有松动的滞留乳牙,伸长并高出殆平面,戴训练器时感觉痛,应拔除滞留乳牙。配合良好的患者,治疗半年左右,就能够看到明显的肌肉功能改善、牙齿排列和咬合关系改善,以及面型的改善。

通常训练器配戴6～8个月,根据牙齿替换情况,开始更换下一阶段训练器,由软的第一阶段训练器,过渡到硬的第二阶段训练器。对于拥挤度较大的患者,在患者能够认真戴用训练器的2～3个月后,酌情增加扩弓装置,如前面提到的BWS。当患者牙齿基本替换完成,建立了良好的鼻呼吸和唇舌习惯,上颌牙弓发育足够,开殆纠正且非Ⅲ类错殆时,如果拥挤度小于5mm,覆盖小于5mm,可以选择具有排齐功能的训练器,有助于牙齿的进一步排齐。

因戴用时说话或夜磨牙、紧咬牙习惯造成的训练器开裂需要及时更换。

第九节

保持

口面肌功能治疗是个长期的过程,对于乳牙期开始进行肌肉功能治疗的患者,在肌肉功能问题基本解决,乳牙列出现正常的生理间隙和磨耗时,就可以采用相应的第二阶段硬质训练器维持效果,仍然坚持每天戴用,可以适当延长复诊时间,3～6个月复诊,等候替牙。替牙时的患者可能会出现新的不良习惯,要及时评估和延续治疗。

替牙期开始治疗的患者,能够观察到肌肉功能、牙弓发育、咬合关系和牙齿排列的改善,同样,在肌肉功能问题已经解决后,可以延长复诊时间,观察至牙齿替换完成,需要进行传统矫治精细排齐牙齿或解决牙齿间隙问题的患者,则及时进行传统矫治。有部分患者可以不再进行传统正畸治疗,这时给患者选用保持阶段的训练器,每天晚间戴用就可以了。

第四章

临 床 病 例

本章病例所选用的训练器均为澳大利亚肌功能研究中心产品。

第一节

乳牙列

（一）病例1

1. 基本情况　男，3岁$^{+10}$，凹面型。斜卧位混合喂养，患者祖母为反𬌗。乳牙列，前牙反𬌗，反覆𬌗Ⅲ°（图4-1）。

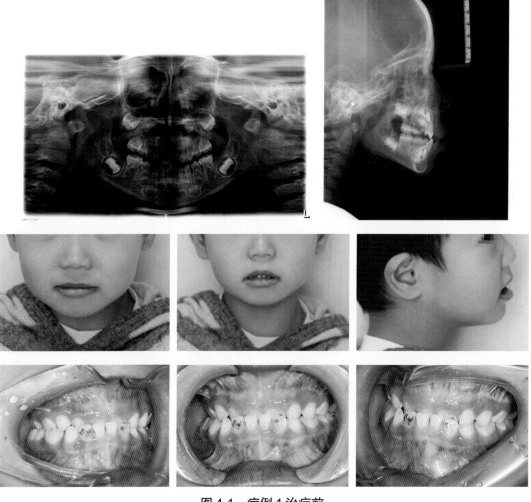

图4-1　病例1治疗前

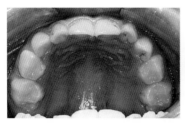
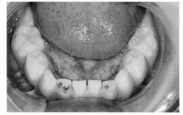

图 4-1　病例 1 治疗前（续）

2. 口面肌功能评估结果　口呼吸，低舌位，吐舌，异常吞咽，吸吮习惯，下颌前伸习惯，偏好左侧咀嚼。

3. 口面肌功能治疗过程　INFANT 训练器配合舌位训练，戴用 6 个月，患者清醒时戴用时间不足，未做肌肉训练，前牙可对刃，后牙无咬合接触（图 4-2）。为尽快建立正常覆𬌗、覆盖，改用下前牙斜面导板，24 小时戴用，1.5 个月后（即治疗 10 个月），反𬌗解除（图 4-3），嘱每晚戴用斜导，1.5 个月后换 INFANT 训练器，继续做舌位训练、呼吸训练，患者未戴用训练器，并未做肌肉训练。3 个月后反𬌗复发为前牙可对刃状态，重新戴下颌斜面导板，1 个月后反𬌗解除，后牙咬合紧密，换 INFANT 第二阶段训练器，并做舌位训练、舌肌训练，3 个月后，低舌位纠正，能正确发"s"音，咬合稳定，继续做舌肌训练、吹气球和呼吸训练，等待、观察牙齿替换（图 4-4）。

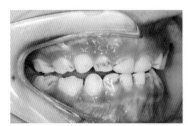
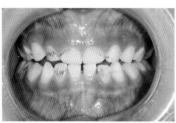
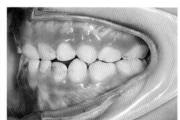
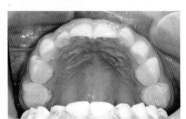
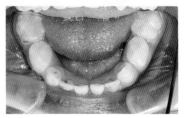

图 4-2　病例 1 治疗 6 个月
前牙可对刃，后牙无接触

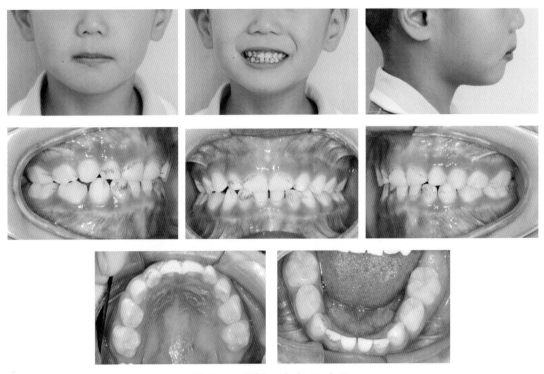

图 4-3　病例 1 治疗 10 个月

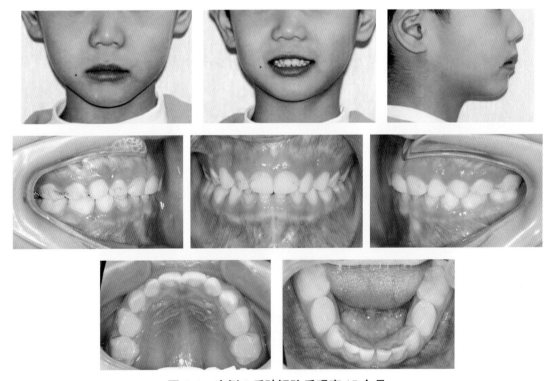

图 4-4　病例 1 反𬌗解除后观察 15 个月

4. 治疗体会 早期纠正反𬌗，对患者的上颌发育有促进作用，面型改善明显。无论采用什么方法纠正反𬌗，如果患者的低舌位、异常吞咽习惯和下颌前伸习惯没有纠正，肌肉的异常力量不去除，效果就不稳定。患者年龄较小，治疗初期依从性不佳，随着年龄增长，看到矫治效果的反复，能够理解肌肉训练的重要性，后期配合较好，取得良好的治疗效果。观察期继续做舌肌、呼吸、吞咽训练，重点强调颊肌训练，并根据牙弓的发育及时更换新的训练器，以期在替牙前能够出现生理间隙。

（二）病例2

1. 基本情况 女，4岁 +10，直面型。斜卧位奶瓶喂养，患者每晚入睡前吸吮习惯。经常感觉鼻部不通气。乳牙列，内倾型深覆𬌗Ⅲ°（图4-5）。

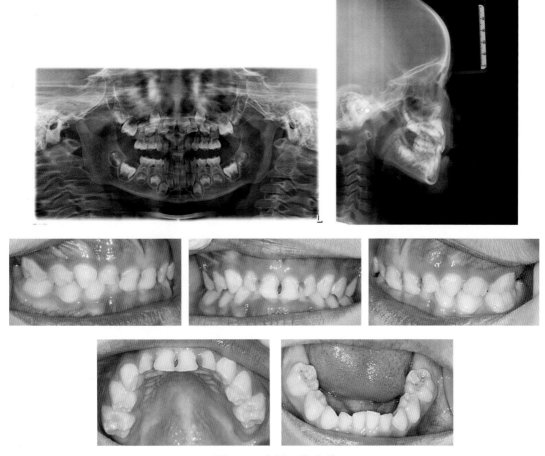

图4-5 病例2治疗前

2．口面肌功能评估结果　口呼吸，异常吞咽，唇、颊肌力量亢进。

3．口面肌功能治疗过程　INFANT 训练器，患者能坚持清醒时戴用 1～2 小时，戴用 1.5 个月时，晚间戴用训练器可以整夜不脱出，前牙深覆𬌗有改善（图 4-6）。戴用 3 个月，前牙深覆𬌗变为Ⅰ°深覆𬌗，配合呼吸训练、舌位训练和颊肌训练。戴用 6 个月，前牙深覆𬌗纠正（图 4-7）。因经常感冒，不能坚持每天戴用，不能坚持做肌肉训练。治疗 12 个月时，口内咬合稳定，深覆𬌗未复发。随后失访 22 个月，再次就诊时已开始替牙（图 4-8）。换 J1 训练器，增加咬肌训练，6 个月后，下前牙拥挤改善，上颌间隙仍不足（图 4-9）。

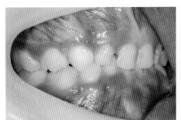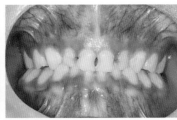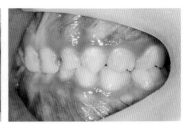

图 4-6　病例 2 治疗 1.5 个月

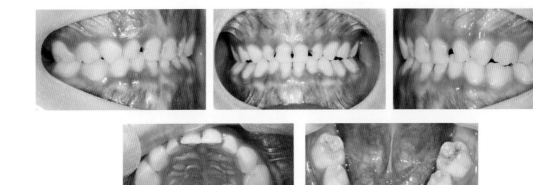

图 4-7　病例 2 治疗 6 个月

（三）病例 5

1. 基本情况　男，7 岁$^{+9}$，均角，凹面型。斜卧位母乳喂养，乳牙列时非反𬌗，2 岁时右上门牙外伤脱落，未做处理。替牙列，前牙反𬌗，反覆𬌗Ⅱ°（图 4-14）。

2. 口面肌功能评估结果　低舌位，咬上唇习惯，左侧咀嚼习惯。

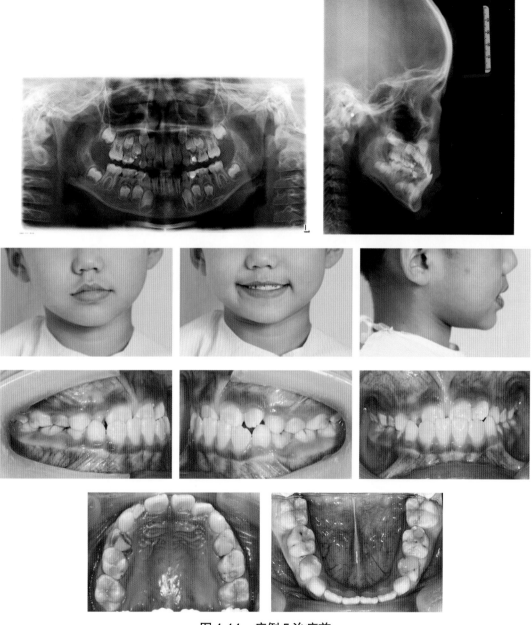

图 4-14　病例 5 治疗前

3. 口面肌功能治疗过程　I3N 训练器,患者清醒时戴用 1～4 小时,晚间基本不脱出。戴用 1.5 个月,反覆𬌗减小,增加呼吸训练、舌肌训练。戴用 4.5 个月,前牙对刃。治疗 6.5 个月,前牙浅覆𬌗、浅覆盖(图 4-15),增加咬肌训练。治疗 7.5 个月,呼吸训练从 30 步增加到 70 余步,低舌位改善但未完全纠正,前牙覆𬌗、覆盖无改善,制作压膜保持器,行Ⅲ类颌间牵引,牵引 1 个月,前牙覆𬌗、覆盖正常(图 4-16),牵引 2 个月后,换 I3 训练器,加强舌肌训练、咬肌训练。戴 I3 训练器 6 个月,前牙覆𬌗、覆盖维持良好,面型改善(图 4-17)。此后 11 个月均未戴训练器,未做肌肉训练,复诊时口内咬合稳定,下前牙区出现轻度扭转(图 4-18)。

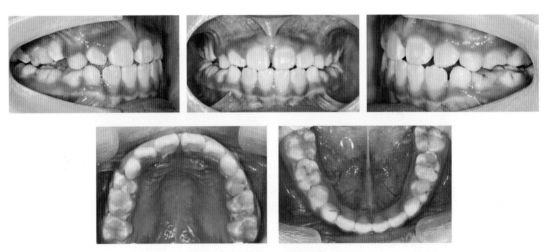

图 4-15　病例 5 治疗 6.5 个月

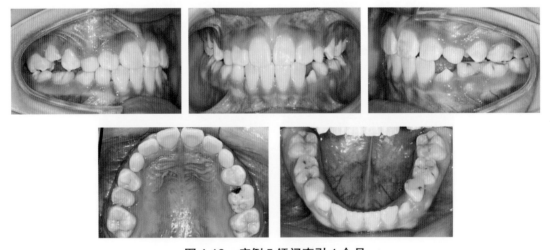

图 4-16　病例 5 颌间牵引 1 个月

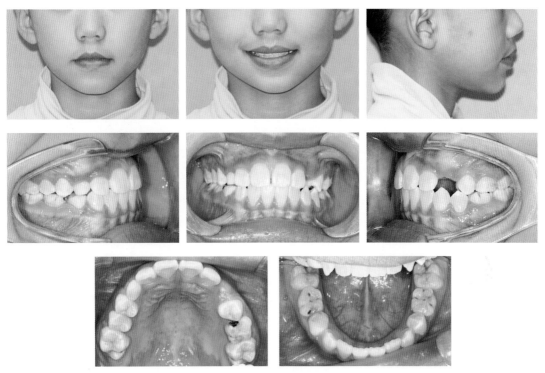

图4-17 病例5戴I3训练器6个月

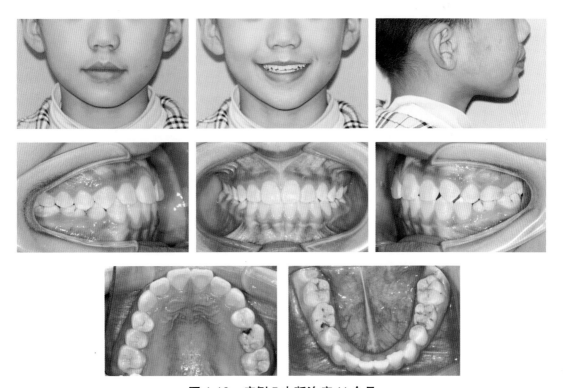

图4-18 病例5中断治疗11个月

4. 治疗体会 患者依从性良好，在前牙反𬌗解除，达到浅覆𬌗、浅覆盖后较长时间，治疗效果没有进展，与其低舌位等不良肌肉功能有关。短期采用颌间牵引比较快地使前牙覆𬌗、覆盖达到正常，后期使用第二阶段的 I3 训练器，维持牙弓宽度，继续肌肉训练。

（四）病例6

1. 基本情况 女，8 岁 +7，均角，直面型。斜卧位母乳喂养，曾有张大口时左侧颞下颌关节区不适，啃指甲习惯。替牙列，前牙深覆𬌗Ⅱ°，覆盖 5mm（图 4-19）。

2. 口面肌功能评估结果 异常吞咽。

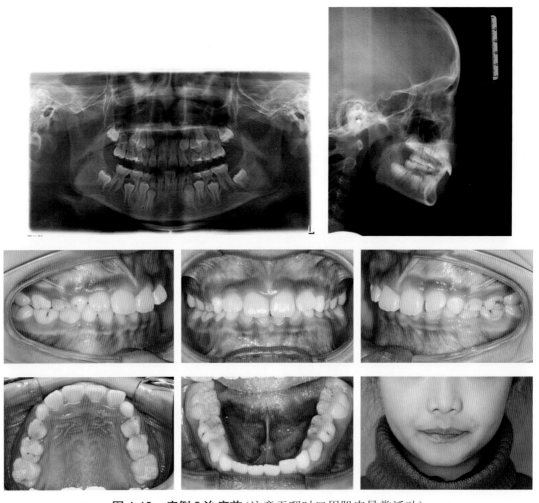

图 4-19 病例6治疗前（注意吞咽时口周肌肉异常活动）

3. 口面肌功能治疗过程　I2N 训练器，患者不能坚持清醒时戴用，仅晚间戴用，8 个月后，前牙覆𬌗、覆盖减小。嘱患者清醒时认真戴用至少 1 小时，2 个月后，前牙覆𬌗、覆盖正常，牙齿排齐，异常吞咽习惯纠正（图 4-20）。更换 I2 训练器，增加呼吸训练和吞咽训练，治疗 18 个月时，牙齿基本替换完成，吞咽时无异常肌肉活动（图 4-21）。持续观察到 26 个月，牙齿替换完成，关注第二磨牙萌出（图 4-22）。

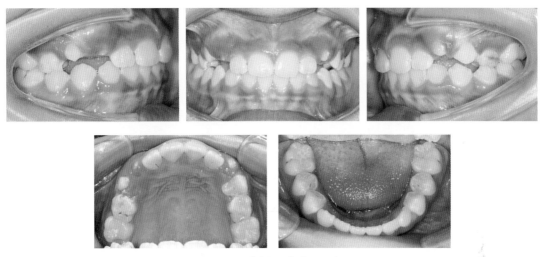

图 4-20　病例 6 治疗 10 个月

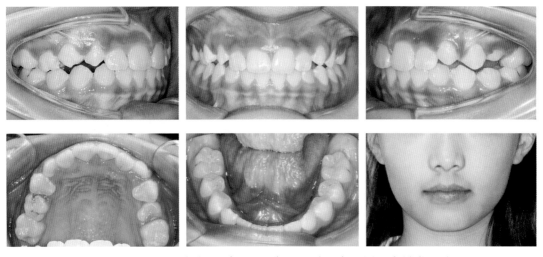

图 4-21　病例 6 治疗 18 个月（注意吞咽时没有口周肌肉异常活动）

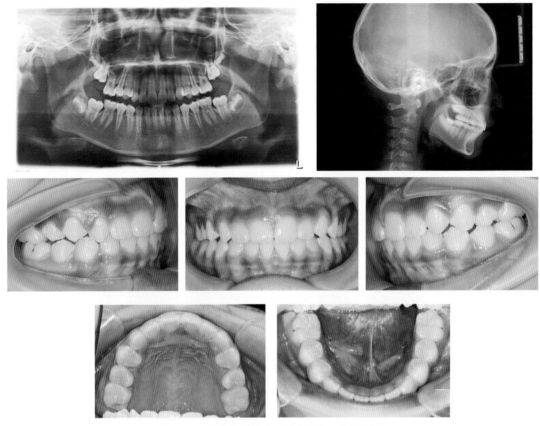

图4-22 病例6恒牙列关注第二磨牙萌出

4．治疗体会 患者的异常吞咽习惯主要表现为吞咽时口周肌肉的异常活动。患者在治疗初期，只是晚间戴用训练器，有一定的治疗效果。但是晚间戴用训练器，只是训练器撑开口周肌肉，防止异常的肌力作用于牙槽骨，并不能做主动的肌肉训练，对于纠正异常吞咽习惯是没有帮助的。因此必须保证清醒时戴用训练器1～2小时，主动做肌肉训练，再配合相关肌肉训练操，才能达到良好稳定的效果。患者从替牙列早期持续到替牙结束，均在戴用训练器，口面肌功能治疗在早期纠正了出现的问题，帮助和促进了患者口面部的正常生长发育，达到了比较理想的咬合状态。

（五）病例7

1．基本情况 女，8岁 +10，均角，凸面型。斜卧位母乳喂养，疑似有"下鼻甲肥大"，家长不能清晰叙述相关病史。替牙列，前牙覆𬌗Ⅰ°，覆盖6mm（图4-23）。

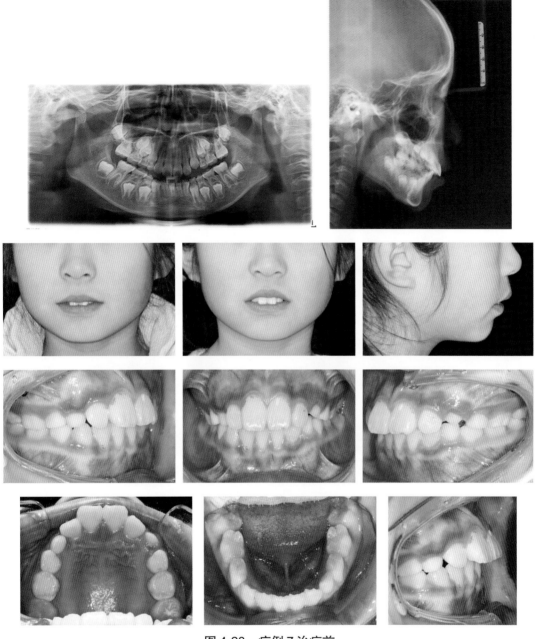

图 4-23　病例 7 治疗前

2. 口面肌功能评估结果　头前倾,唇闭合不全,舌系带短,异常吞咽,咬下唇。

3. 口面肌功能治疗过程　I2N 训练器,前 3 个月未按要求戴用。认真戴用 2 个月后,前牙覆𬌗、覆盖改善,唇闭合习惯良好,面型改善(图 4-24)。配合舌肌训练、呼吸训练，主动治疗6个月，换第二阶段I2训练器，维持牙弓形态（图4-25）。此后患者未再坚持戴训练器及肌肉训练，4个月后复查，前牙覆𬌗、覆盖I°。

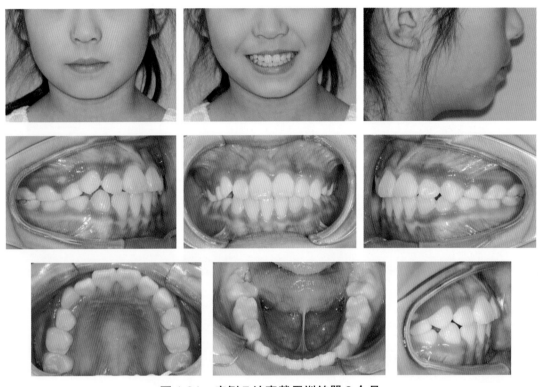

图4-24 病例7认真戴用训练器2个月

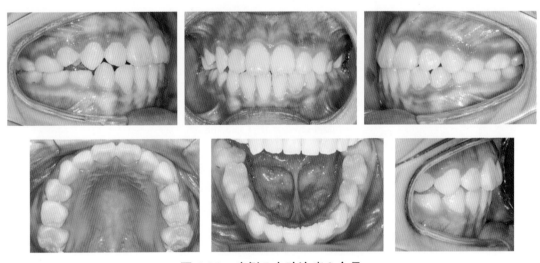

图4-25 病例7主动治疗6个月

4.治疗体会 患者与病例6相比,口面肌功能异常的问题比较多,面型也较病例6差。患者起初依从性不佳,在认真按要求戴用后,治疗效果明显,但是肌肉训练坚持不好,呼吸训练始终在19步~29步,没有逐渐增加。在看到牙齿和面型改善后,患者及家长认为治疗可以结束了,不能继续坚持戴用训练器和进行肌肉训练,但是此时肌肉正常功能尚未牢固建立,因此会出现前牙深覆𬌗、深覆盖的轻度反弹。

(六)病例8

1.基本情况 女,8岁$^{+6}$,均角,直面型。斜卧位奶瓶喂养,3岁时因跑步摔倒,致下唇内侧软组织伤,缝合数针。曾有咬下唇习惯。替牙列,右侧中切牙反𬌗,牙列拥挤,完全没有13萌出间隙,前牙覆𬌗Ⅱ°(图4-26)。

2.口面肌功能评估结果 头前倾,异常吞咽,唇、颊肌功能亢进。

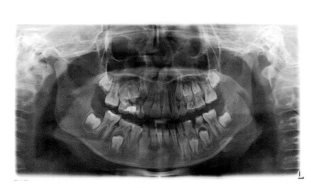
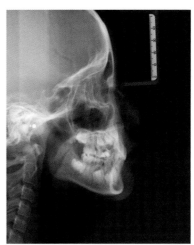
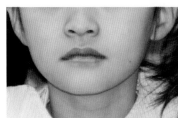
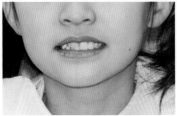
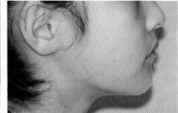

图4-26 病例8治疗前

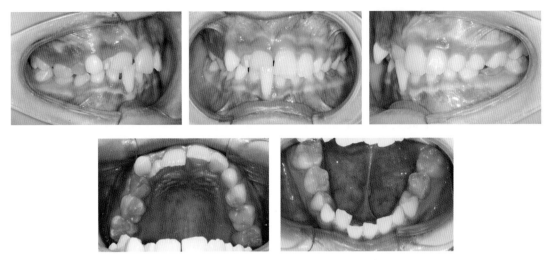

图 4-26 病例 8 治疗前（续）

3．口面肌功能治疗过程 T4K 训练器，戴用 2 个月，前牙反𬌗解除（图 4-27），增加舌位训练，颊肌训练。治疗 4 个月，口内加弓丝弯制系统（BWS），开辟上颌间隙，治疗 9 个月，下前牙排齐，13 间隙逐步开辟（图 4-28），换第二阶段 T4K 训练器，配合颊肌训练，治疗 15 个月，上颌间隙仍显不足，继续加强唇颊肌和舌肌训练（图 4-29）。治疗 20 个月，上颌为轻度拥挤，唇形改善（图 4-30）。

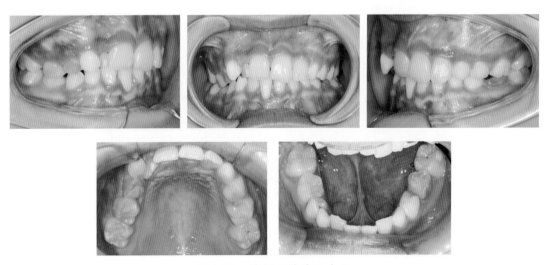

图 4-27 病例 8 治疗 2 个月

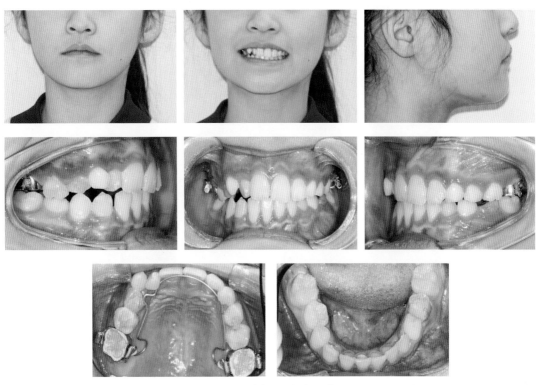

图 4-28　病例 8 治疗 9 个月

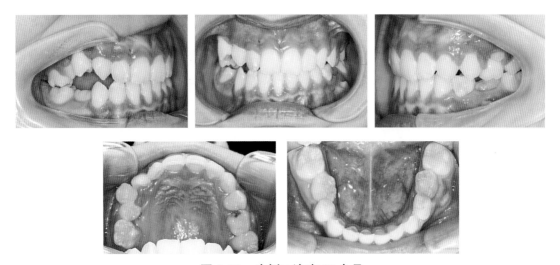

图 4-29　病例 8 治疗 15 个月

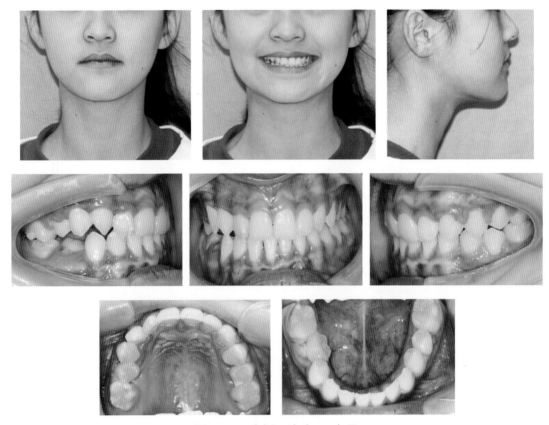

图4-30 病例8治疗20个月

4. 治疗体会 患者牙列拥挤度较大，大于5mm的拥挤需要配合扩弓装置，BWS弓丝弯制系统与口面肌功能训练器同时使用的前提是，患者能够认真按要求配戴训练器。患者13得以正常萌出，但是14偏颊侧萌出，仍然表现出上牙弓长度不足，35也于颊侧萌出，戴训练器时，尤其需注意训练器要把颊侧萌出的牙齿包裹在内，继续加强唇颊肌与舌肌训练。治疗20个月，上牙列替换完成，上颌右侧牙齿排列入牙弓，仅为轻度拥挤，下中线偏左，可以利用第二乳磨牙的替牙间隙纠正下中线。患者上前牙牙轴舌倾，应继续加强唇颊肌肉训练，待第二磨牙萌出后行传统矫治。

（七）病例9

1. 基本情况 女，8岁 $^{+3}$，均角，直面型。斜卧位母乳喂养，曾有吮示指习惯，乳牙列时非反殆。替牙列，上、下中切牙反殆，下牙列拥挤，前牙深覆殆Ⅱ°（图4-31）。

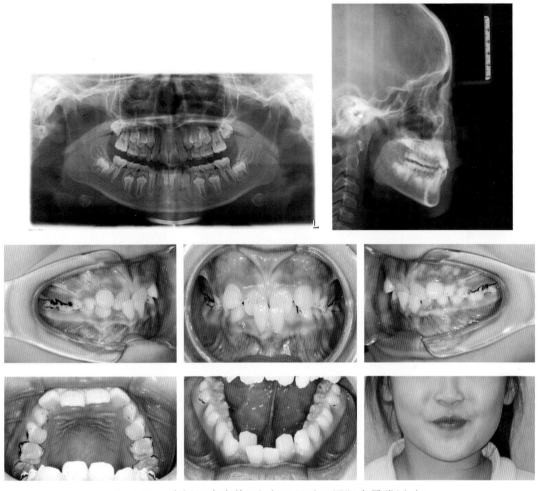

图 4-31　病例 9 治疗前（注意吞咽时口周肌肉异常活动）

2.口面肌功能评估结果　低舌位，异常吞咽，双侧颞下颌关节开闭口弹响。

3.口面肌功能治疗过程　T4K 训练器戴用 3 个月，前牙反覆𬌗变浅，吐舌习惯（图 4-32），增加舌肌训练和吞咽训练，治疗 6 个月，前牙反𬌗解除（图 4-33）。治疗 12 个月，换第二阶段 J2 训练器，继续舌肌及吞咽训练（图 4-34）。随着牙齿替换完成，下牙列还有轻度拥挤，更换 T3 训练器，并观察至所有牙齿建立咬合关系（图 4-35）。

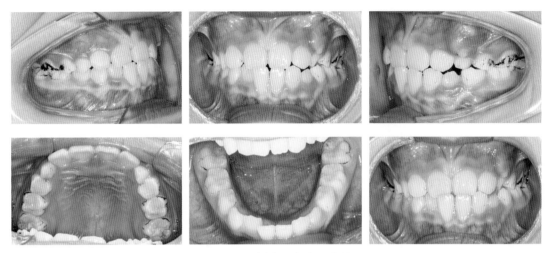

图 4-32　病例 9 治疗 3 个月

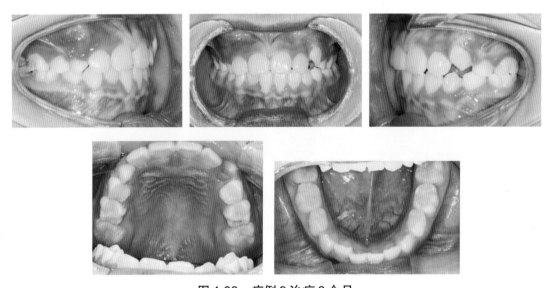

图 4-33　病例 9 治疗 6 个月

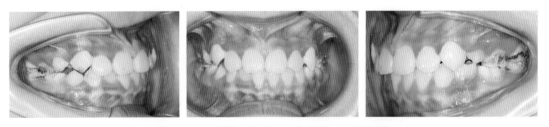

图 4-34　病例 9 治疗 12 个月换 J2 训练器

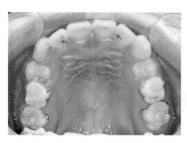
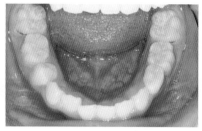

图 4-34　病例 9 治疗 12 个月换 J2 训练器(续)

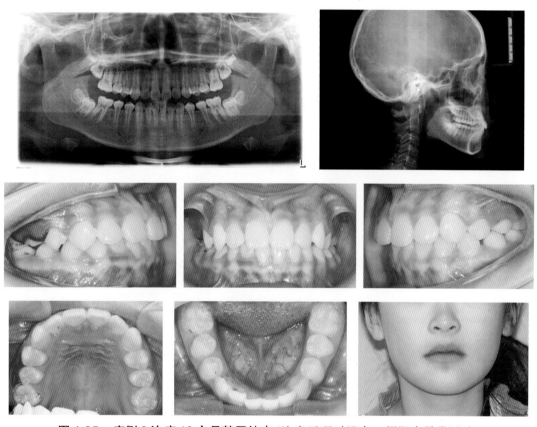

图 4-35　病例 9 治疗 18 个月替牙结束(注意吞咽时没有口周肌肉异常活动)

4. 治疗体会　患者良好的依从性是口面肌功能治疗成功的关键,吐舌吞咽的纠正,需要在舌肌训练的基础上,进行吞咽训练,否则,舌肌力量不够,不能上抬,患者无法完成正确的吞咽。在整个替牙过程中,对于异常肌肉功能的纠正,促进了牙槽骨、牙弓的正常生长发育,使牙齿排列整齐,这正是早期干预的意义所在。该患者观察第二磨牙萌出,酌情进行传统矫治精细排齐牙齿。

第三节

替牙列晚期

（一）病例 10

1. 基本情况　女，9 岁 +3，偏低角，凸面型。斜卧位母乳喂养，患者母亲为双颌前突。替牙列，下前牙拥挤，前牙深覆𬌗Ⅲ°，覆盖 7mm，全口牙位曲面体层 X 线片显示 15 牙胚位置异常（图 4-36）。

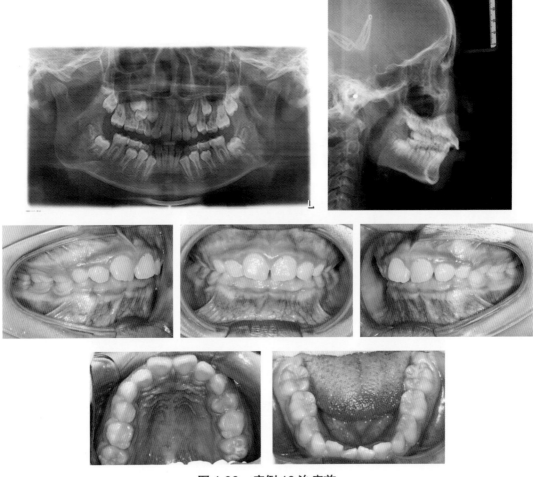

图 4-36　病例 10 治疗前

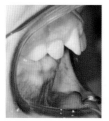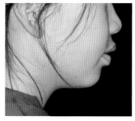

图 4-36 病例 10 治疗前（续）

2. 口面肌功能评估结果 头前倾，口呼吸，唇闭合不全，异常吞咽。

3. 口面肌功能治疗过程 I2N 训练器，戴用 3 个月，前牙覆𬌗、覆盖有改善，开始呼吸训练，治疗 4 个月，前牙覆𬌗、覆盖基本正常（图 4-37），呼吸训练走 40 余步，增加唇肌训练，治疗 11 个月，换 I2 训练器，继续呼吸、唇肌训练。观察余牙替换，治疗 33 个月时，上颌牙齿尚未替换完成（图 4-38）。

4. 治疗体会 患者 X 线头影测量结果为偏低角，下颌位置后退。由于患者母亲为双颌前突，考虑可能的遗传因素，应在口面肌功能治疗过程中密切观察有无开𬌗、下颌过度向后下旋转等现象。患者治疗早期依从性较好，治疗 6 个月后，只是晚间坚持戴用，没有坚持清醒时戴用及做肌肉训练。从治疗前、后侧貌

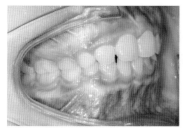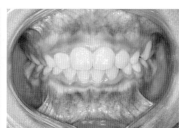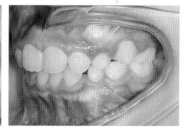

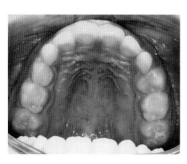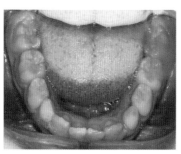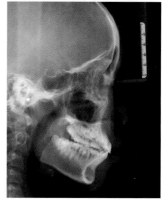

图 4-37 病例 10 治疗 4 个月

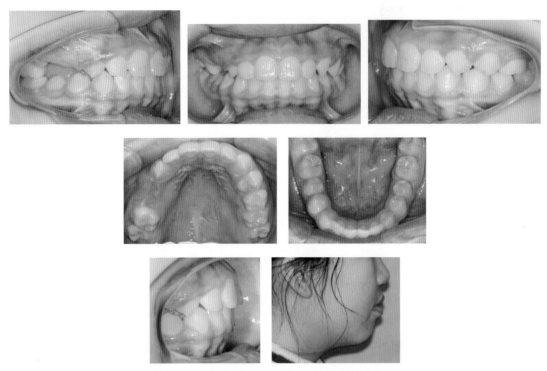

图 4-38　病例 10 治疗 33 个月上颌替牙未结束

看，下颌后退的问题得以纠正，唇形改善有限，与未坚持肌肉训练有关。如果本患者治疗前为高角病例，不坚持清醒时戴用，不配合肌肉训练，容易造成开𬌗。治疗前全口牙位曲面体层 X 线片显示 15 牙胚位置异常，应密切关注 15 的萌出，必要时采取其他干预措施。

（二）病例 11

1. **基本情况**　女，9 岁 +10，均角，凸面型，面下 1/3 较长。斜卧位奶瓶喂养，1 岁左右从婴儿车内翻出，面部着地，鼻外伤。有慢性鼻炎史。替牙列，牙列拥挤，前牙深覆𬌗 I°，覆盖 5.5mm，下中线偏左侧（图 4-39）。

2. **口面肌功能评估结果**　头前倾，口呼吸，开唇露齿，异常吞咽。

3. **口面肌功能治疗过程**　J1 训练器，清醒时戴用时间不足，晚间睡觉戴用，治疗 7 个月，前牙覆𬌗、覆盖基本正常，下中线偏斜改善（图 4-40），换 J2 训练器，增加唇肌训练、咬肌训练。因鼻炎反复发作，不能坚持戴用，换 J2 训练器 8 个月后复诊，前牙覆𬌗、覆盖基本正常，下中线左偏（图 4-41）。继续按要求坚持戴用，逐步加肌肉训练。

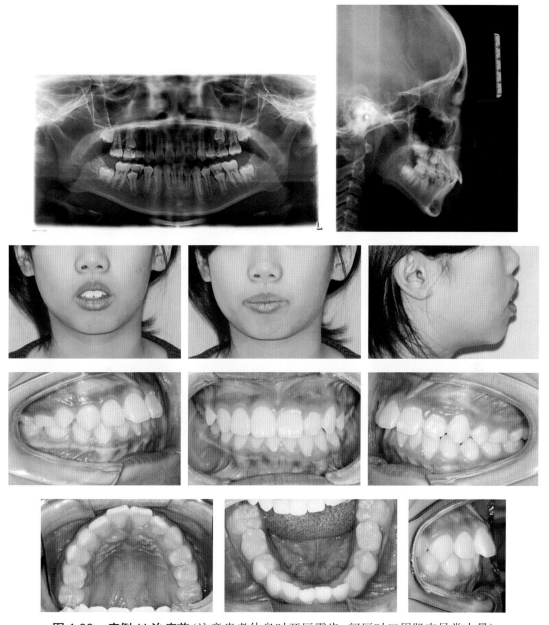

图 4-39 病例 11 治疗前（注意患者休息时开唇露齿，闭唇时口周肌肉异常力量）

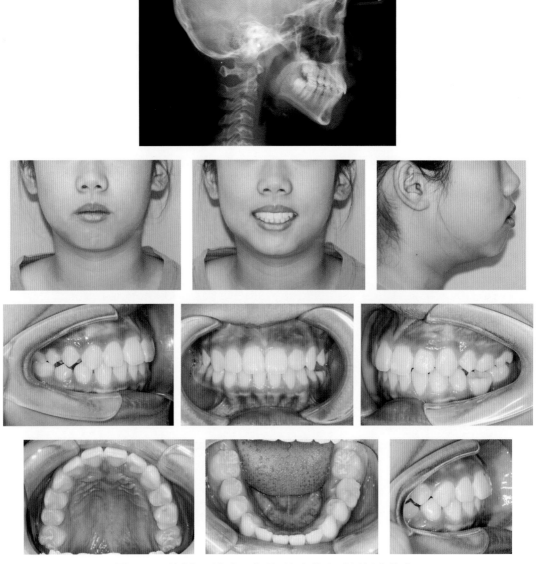

图 4-40 病例 11 治疗 7 个月（注意休息时唇闭合状态）

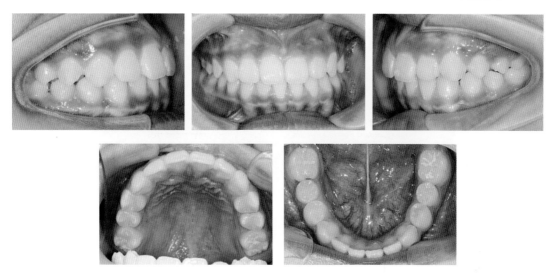

图 4-41 病例 11 治疗 15 个月

4.治疗体会 患者为均角病例,但侧貌观察下颌后缩,面下 1/3 较长,应注意加强肌肉训练。患者初期依从性尚好,前牙覆𬌗、覆盖改善,休息时唇闭合状态改善,但颏肌仍比较紧张(图 4-40)。只有按要求坚持清醒时戴用训练器,并认真做相关肌肉训练,才能更好地消除闭唇时肌肉紧张状态,面型改善才能更好。

(三)病例 12

1.基本情况 女,11 岁[+3],偏低角,凸面型,斜卧位母乳喂养,安抚奶嘴使用到约 4 岁。替牙列,牙列拥挤,前牙深覆𬌗Ⅱ°,覆盖 11mm(图 4-42)。

2.口面肌功能评估结果 头前倾,唇闭合不全,咬下唇,异常吞咽,吐舌习惯。

3.口面肌功能治疗过程 I2N 训练器戴用 1.5 个月,上前牙内收有效,增加呼吸训练,起初能走 20 步,治疗 4.5 个月,呼吸训练走 70 步,前牙覆𬌗、覆盖改善明显,增加吞咽练习;治疗 6 个月,前牙覆𬌗、覆盖改善,25、35、45 替换完成(图 4-43),换 I2 训练器,增加唇肌训练;治疗 7.5 个月,前牙覆𬌗、覆盖基本正常,牙齿排齐效果明显(图 4-44)。治疗 13 个月,15 替换完成,换 MBN6 训练器,进一步排齐牙齿;治疗 18 个月,前牙排齐效果明显,面型改善明显(图 4-45)。患者家长要求行传统正畸治疗,精细排齐牙齿。

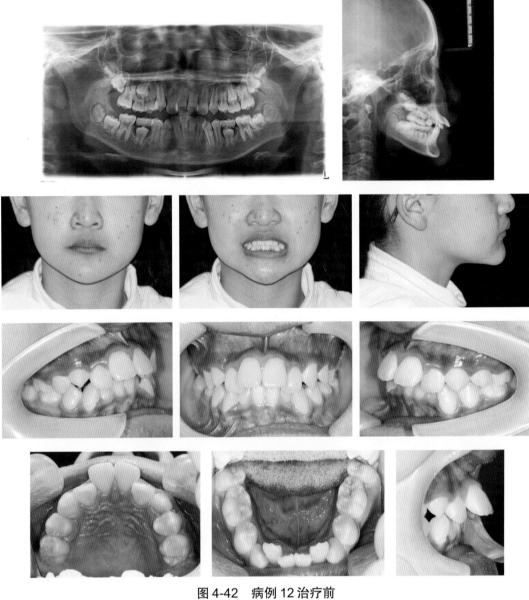

图 4-42　病例 12 治疗前

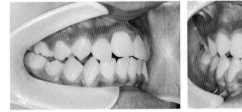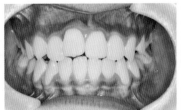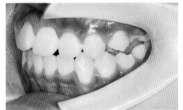

图 4-43　病例 12 治疗 6 个月

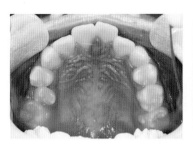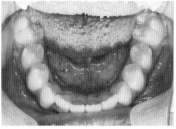

图 4-43 病例 12 治疗 6 个月(续)

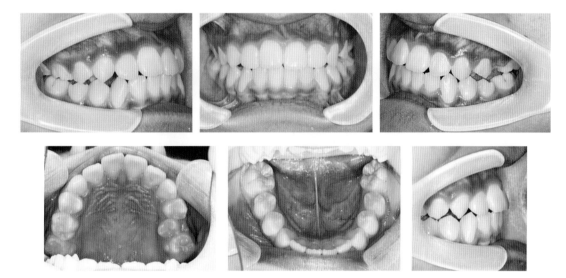

图 4-44 病例 12 治疗 7.5 个月

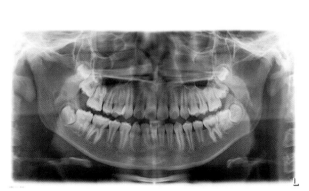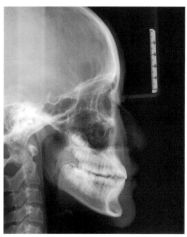

图 4-45 病例 12 治疗 18 个月

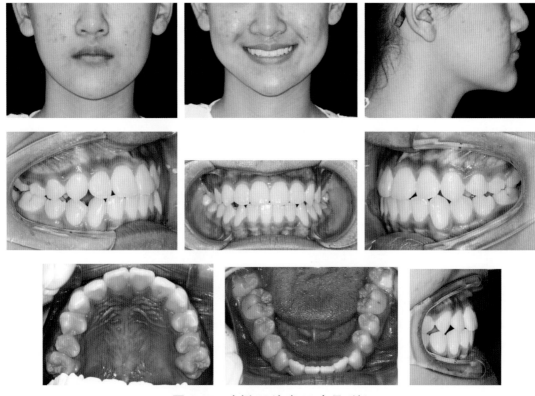

图 4-45　病例 12 治疗 18 个月（续）

4. 治疗体会　患者依从性良好，清醒时戴用训练器达到 4～5 小时，治疗 1 个月时，牙齿排列和面型改善就比较明显。25 替换后偏腭侧，后期通过具有排齐功能的训练器，将 25 排入牙弓。下颌两侧第一磨牙均舌倾，分析原因可能是患者后方吐舌习惯，没有能够及时发现和纠正，且与治疗后期患者白天戴用时间不足，未做任何肌肉训练有关。通过口面肌功能治疗，使得患者从比较复杂的前突病例变为较为简单的排齐病例，再进行传统固定矫治牙齿移动距离较短、疗程较短，牙齿脱矿风险可能降低，治疗效果更稳定，这是口面肌功能治疗的意义所在。

（四）病例 13

1. 基本情况　女，12 岁 [+1]，高角，凸面型。斜卧位奶瓶喂养，从小口呼吸习惯，对粉尘过敏，3 岁时曾患"喉头水肿"，治疗 4 个月。患者奶奶及姑姑上牙前突。替牙列，牙列拥挤，前牙深覆𬌗Ⅲ°，覆盖 10mm（图 4-46）。

2. 口面肌功能评估结果　头前倾，口呼吸，唇闭合不全，低舌位，异常吞咽。

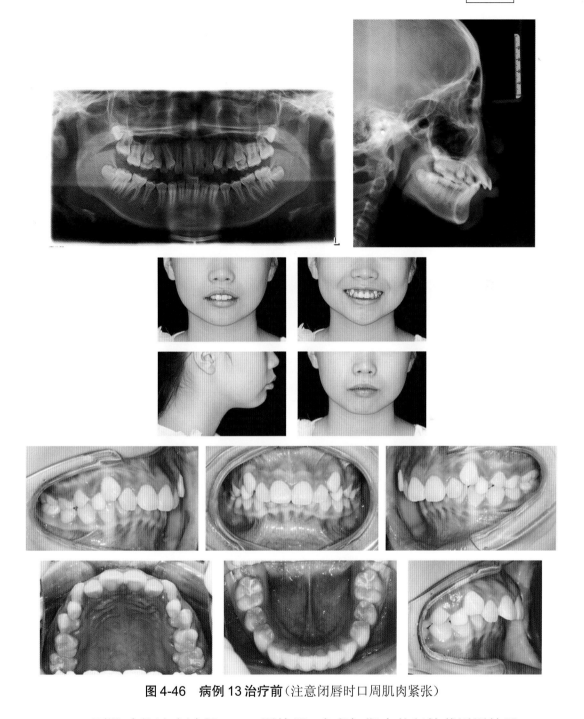

图4-46 病例13治疗前（注意闭唇时口周肌肉紧张）

3. 口面肌功能治疗过程　I2N训练器，患者初期未能坚持戴用训练器，12.5个月后复诊，牙齿已替换完成（图4-47），换大号I2N，治疗2个月，唇闭合时口周肌肉紧张状态改善，深覆𬌗、深覆盖改善（图4-48）。增加呼吸训练，并逐渐增加舌肌、唇肌、咬肌和吞咽训练，治疗8个月，前牙覆𬌗、覆盖改善，唇形改善明显

（图 4-49），换 K2 训练器，继续上述肌肉训练。此后 8 个月未复诊，再次复诊时，前牙呈对刃状态，休息时唇位，由最开始的开唇露齿变为口周肌肉放松的闭合状态，同时口角从治疗前的下垂状态改善为水平状态（图 4-50），停戴训练器，继续做唇肌、舌肌和咬肌训练，1 个月后复诊，前牙覆𬌗、覆盖正常。

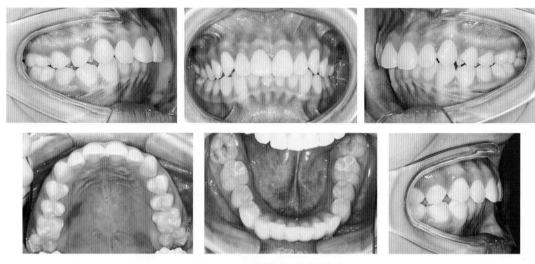

图 4-47　病例 13 替牙结束

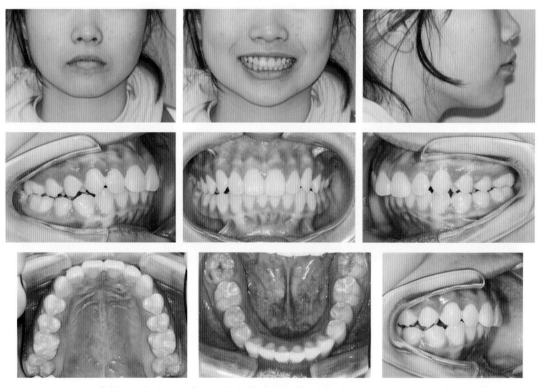

图 4-48　病例 13 治疗 2.5 个月（注意休息时唇闭合状态及口周肌肉紧张度的改善）

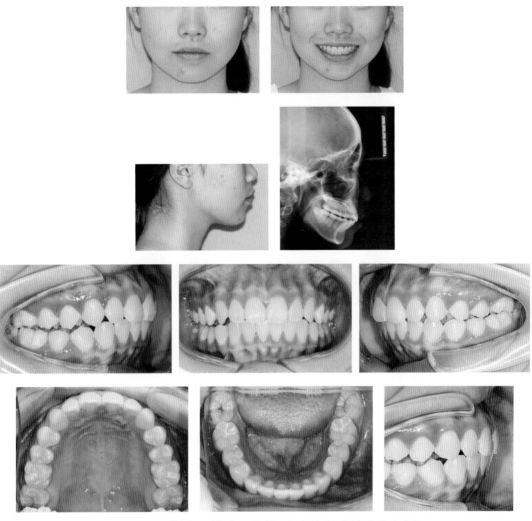

图 4-49 病例 13 治疗 8 个月（注意休息时唇形的改变）

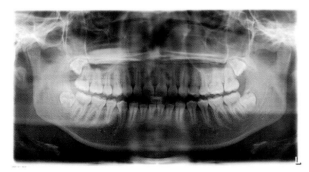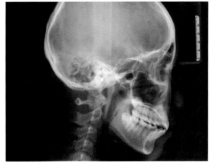

图 4-50 病例 13 逾期复诊

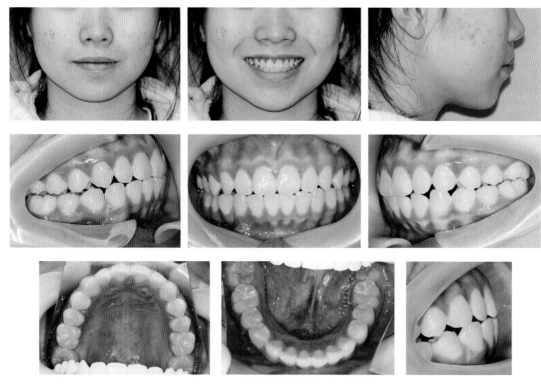

图 4-50　病例 13 逾期复诊（续）

4. 治疗体会　患者头影测量结果 FMA37.5°，为高角病例，上颌前突，下颌后缩，治疗过程中应密切观察下颌平面角和咬合的变化。患者唇肌训练坚持较好，唇闭合状态及唇形改善明显，从治疗前的唇闭合不全，口角下垂，到治疗末期的唇闭合时口周肌肉放松，口角水平，微笑时更美观的状态。由于患者 8 个月未按约复诊，肌肉训练没有阶段性、针对性加强，导致下颌前伸过度，有开𬌗倾向。停戴训练器，加强唇肌、舌肌与咬肌训练，1 个月后前牙覆𬌗、覆盖恢复正常。这个病例说明训练器只是治疗的辅助工具，缺乏临床控制，缺少肌肉训练，仅仅戴训练器，可能会出现问题。因此，应重视复诊，重视肌功能评估并进行有针对性的肌功能训练。

第四节

恒牙列早期

病例 14

1. 基本情况　男，11 岁 [+4]，均角，凸面型。斜卧位母乳喂养，曾短期使用安

抚奶嘴。3 岁时因摔伤致右下后牙区软组织撕裂,缝合数针。患者父亲上牙前
突。恒牙列,牙列拥挤,前牙深覆殆Ⅱ°,覆盖 9mm(图 4-51)。

2. 口面肌功能评估结果 头前倾,轻度口呼吸,唇闭合不全,舌系带短,异
常吞咽。

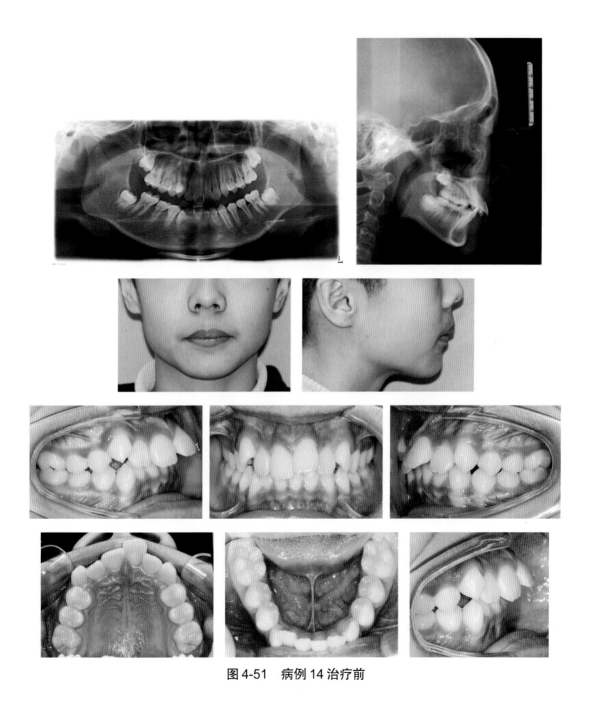

图 4-51 病例 14 治疗前

3. 口面肌功能治疗过程　I2N 训练器,戴用 3 个月,前牙深覆𬌗、深覆盖改善(图 4-52),增加舌肌训练、咬肌训练和吞咽训练。治疗 6 个月,换 I2 训练器,继续舌肌、唇肌、咬肌和吞咽训练,治疗 9 个月,前牙覆𬌗、覆盖基本正常,牙齿排齐有效,仍为轻度拥挤,择期更换 MB 训练器或进行传统矫治,继续排齐(图 4-53)。

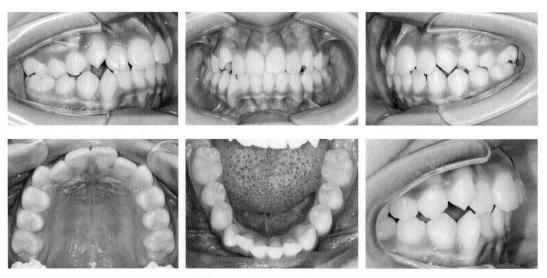

图 4-52　病例 14 治疗 3 个月

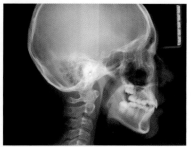

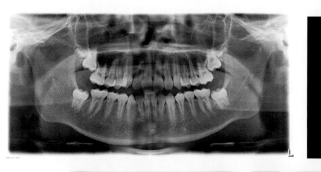

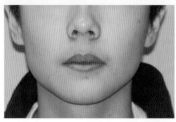

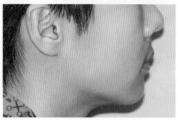

图 4-53　病例 14 治疗 9 个月

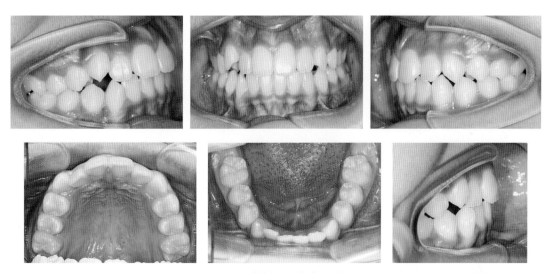

图4-53　病例14治疗9个月

4. 治疗体会　患者为恒牙列,拒绝拔牙矫治,口面肌功能治疗依从性良好。通过口面肌功能治疗,促进上牙弓横向发育,改善上牙弓尖圆狭窄的形态,改善牙齿拥挤状态,完全依靠的是肌肉的力量。治疗3个月,上牙弓内收,上前牙唇倾度改善,磨牙从远中尖对尖关系变为Ⅰ类关系。治疗9个月,牙齿拥挤改善明显,即便此时进行传统矫治,也是一个简单排齐的病例。通过口面肌功能治疗,将一个原本需要拔牙解决前突的正畸病例,转变为一个相对简单排齐的正畸病例,而通过肌肉功能的改善达到的这种上前牙内收的效果,具有更好的稳定性。

第五章

常 见 问 题

1. 这个孩子适合做口面肌功能治疗吗?

观察孩子的姿势、面部发育和牙齿咬合状况,如果在鼻呼吸、唇闭合、舌位和吞咽方面有问题,就需要做肌肉功能治疗。

2. 应该选择什么样的训练器?

首先应该明确患者肌肉功能存在哪些问题,需要做哪些肌肉训练,这是治疗的核心。通常根据年龄、牙弓和咬合来选择训练器。训练器有很多品牌,可按照使用说明选择,临床上也要根据患者的咬合变化及时调整训练器。

3. 选择训练器有什么窍门?

训练器要覆盖住牙弓内最远端的牙齿,宁大勿小,覆盖大的患者需要选用唇屏比较高的训练器。

4. 训练器晚上总脱出口外怎么办?

因为存在异常的肌肉力量,刚开始戴用训练器,大部分患者都会在夜间脱出,这是正常现象。夜晚脱出口外的训练器,不必再放入口内,叮嘱患者坚持清醒时按要求戴用训练器,保证足够的时间,慢慢地就会整夜不脱出了。

5. 患者戴训练器后牙齿疼痛、松动怎么办?

初戴训练器,有时患者会感觉牙齿酸胀,或牙齿松动,临床检查没有早接触、松动度在 I° 以内,都属于正常现象,一般 3～5 天就会缓解,不影响进食。个别患者,晚间戴用时牙齿反应较重,可以先增加清醒时戴用时间,慢慢过渡到晚间也戴用。

6. 训练器戴入患者口内,家长担心嘴巴会越来越突怎么办?

训练器戴入口内,要用嘴唇包裹住训练器,会表现出唇部肌肉紧张,嘴唇突出,这是正常的,告诉家长不必担心,只要按照要求戴用并认真做肌肉训练,一定会看到治疗效果;相反,如果不按要求闭紧双唇、舌舔上腭、用鼻呼吸,戴用时间不足,不仅看不到治疗效果,有些患者还会出现新的问题,比如开𬌗或反𬌗等(图 5-1)。

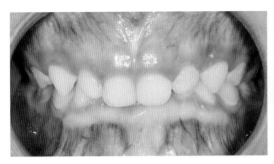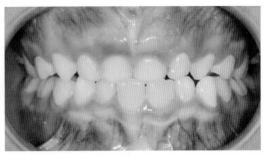

图 5-1　未按要求戴训练器,从深覆𬌗变为反𬌗

7. 诊室内试戴训练器没有问题,回家戴用后嘴里起泡是怎么回事?

这种情况多见于奶瓶喂养时间较长,有吸吮习惯和异常吞咽习惯的患者。戴入训练器后,唾液增多,有异常吞咽习惯的患者,舌不能前伸,需要靠口唇肌肉用力吸吮完成吞咽,这个力量会形成负压,将部分唇黏膜吸到训练器与牙弓之间的缝隙中,造成黏膜充血、起泡(图 5-2)。因此建议在诊室内戴上训练器,观察 5～10 分钟,如果发现患者有这样的问题,嘱其鼓气,或用手拉开嘴唇,重新闭唇即可。

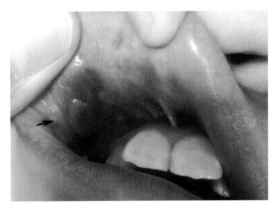

图 5-2　因吸吮造成的黏膜反应(箭头所指)

8. 清醒时戴用训练器,是连续戴用还是可以间断戴用?

初戴训练器,可以让患者先戴 30 分钟,休息一下,做舌位练习,再戴 30 分钟,慢慢增加连续戴用的时间。连续戴用时间越长,肌肉受到的训练越多,对于不良习惯的纠正就越有利。

9. 患者白天没有时间，只是晚上睡觉戴可以吗？

不可以。口面肌功能治疗是对神经 - 肌肉进行再教育，具有主动、重复、需保证一定的时间和训练强度等特点。清醒时按要求戴训练器，保证足够的时间，是口面部肌肉在做主动训练，对于克服异常肌肉力量，纠正不良习惯至关重要。夜间生长激素分泌旺盛，训练器对颌骨的发育起到良好的促进作用，但夜间不能完成肌肉的主动训练。因此，必须保证清醒时的戴用时间，特别是有些偏高角的病例，如果不能够积极主动地做好肌肉训练，只是夜间戴用，可能造成开𬌗等问题。尽管有一些患者，仅仅夜间戴用也看到了一些治疗效果，但如果清醒时不能认真配合，肌肉训练也不能循序渐进地完成，则口面肌功能治疗无法进行。

10. 有的孩子白天没有戴训练器，效果也不错啊，一定要做肌肉训练操吗？

口面肌功能治疗的核心是肌肉功能的评估和训练，尽管有一小部分患者，仅仅晚间戴用也看到了一些治疗效果，那是因为他们肌肉功能异常并不严重。只是晚间戴用训练器，即使有一定效果，也仅限于现有的疗效，不会有更进一步的改善。如果白天不能认真配合，肌肉训练操也不能循序渐进的完成，口面肌功能治疗就无法顺利进行。

11. 训练器裂开了怎么办？

需要更换新的训练器。训练器裂开常见原因是戴用时说话或用力咬训练器，有夜磨牙或紧咬牙习惯者，训练器容易裂开。有些患者戴用训练器经过一段时间的口面肌功能治疗后，夜磨牙会改善。叮嘱患者不要戴着训练器说话或使劲咬训练器。

12. 家长不同意做腺样体和扁桃体切除术，或者舌系带延长术怎么办？

如果上呼吸道阻塞因素不去除，不能建立鼻呼吸，影响舌上抬、唇闭合和正常吞咽功能，口面肌功能治疗就不能达到目标。舌系带过短，影响舌上抬和正确地发音、吞咽，同样不能达到口面肌功能治疗目标。因此，在宣教和签署知情同意书时，就要把这些利害关系与患者家长沟通好。

另一现实问题是，目前尚未形成完善的口腔医师与耳鼻咽喉科医师共同协作治疗一个患者的良好机制。可喜的是，已经有越来越多的相关学科开始重视腺样体肥大、扁桃体肥大带来的呼吸道阻塞问题，以及对睡眠呼吸的影响。多学科协作，从整体出发治疗患者的局面已经到来。

13. 患者认真戴训练器，为什么效果不明显？

首先，看患者是否按照要求戴用。让患者在诊室戴入训练器，观察 10 分钟，有些患者不到 2 分钟，就开始张嘴、或是用牙齿前后左右移动训练器等各种小动作，如果在家中戴用时，没有家长监督，没有按照要点戴用，治疗效果就不明显。

第二，训练器选择是否有问题。比如选的型号偏小，牙弓不能充分横向发育。

第三，牙齿拥挤度较大，需配合扩弓装置才能达到理想的效果。

14. 训练器戴多久需要更换为下一阶段训练器？

有些品牌的训练器分为软质（第一阶段）和硬质（第二阶段）。第一阶段训练器通常戴用 6 个月左右，不良习惯基本纠正，需要维持和进一步扩大牙弓时，则更换第二阶段训练器。依从性差的患者，治疗时间会延长。更换训练器时，可以嘱患者清醒时戴用第二阶段（较硬的）训练器，晚间先戴用第一阶段训练器，适应后，过渡到清醒时和睡觉时均戴用第二阶段训练器。当不良习惯纠正、牙弓横向发育良好，牙齿拥挤度小于 5mm，覆盖小于 5mm 时，可以更换具有排齐作用的训练器。

15. 反𬌗患者治疗后能达到正常的覆𬌗、覆盖吗？

一部分反𬌗患者戴用训练器后可以达到正常的覆𬌗、覆盖，大部分反𬌗患者戴用训练器后会达到前牙对刃或浅覆𬌗、浅覆盖，可以配合乳牙后牙区的导板或前牙斜面导板等方法，达到正常的覆𬌗、覆盖，同时需要加强舌肌训练。

16. 患者戴训练器后怎么出现开𬌗了？

对于治疗前前牙浅覆𬌗、低舌位、口呼吸、偏高角的患者，要特别注意，患者是否解决了呼吸道阻塞的问题，是否认真按要求戴用训练器，是否按要求做肌肉训练操。否则，容易出现开𬌗。这时可以停戴训练器，增加相应的肌肉训练。

17. 戴完训练器怎么变成双颌前突了?

这是病例选择的问题,对于高角骨性上颌前突的患者,要慎重。如果患者骨性异常因素严重,配合度欠佳,肌肉训练不能坚持,则不要给患者戴训练器。

18. 患者不认真配合怎么办?

口面肌功能治疗的成功与否很大程度上依赖于患者良好的配合,因此初诊时的宣教、每次复诊时的讲解和鼓励非常重要。要激发患者对自身改变的欲望和合作意愿,采用多种形式,让患者看到自己的努力所带来的一点一滴的改变。这是一个团队的工作,还需要有更多的宣教材料和游戏,调动孩子的积极性。这也是目前临床上比较欠缺的地方。

与家长沟通,尽量鼓励孩子,不要轻易放弃。

19. 什么样的患者不适合口面肌功能治疗?

依从性差的患者不适合做口面肌功能治疗。

有颞下颌关节问题的患者、较严重的骨性畸形及高角患者,不适合单独采用口面肌功能治疗。对于Ⅱ类错𬌗畸形患者,建议参考沈刚教授分类法,下颌后退患者,适合口面肌功能治疗;骨性下颌后缩的高角患者,不适合戴用训练器。

20. 口面肌功能治疗与其他儿童早期矫治有什么不同?

口面肌功能治疗可以看作传统正畸治疗中的功能性矫治器与肌肉训练的结合。口面肌功能治疗的关键是肌肉功能评估和训练,强调患者清醒时主动进行有针对性的肌肉功能训练,调整异常肌动力平衡,引导颌面部的正常生长发育。

口面肌功能训练器是实现口面肌功能治疗的辅助手段,可达到事半功倍的效果。训练器是预成品,有多种型号,比较简单、舒适、方便,可以根据牙颌发育的需要及时更换相匹配的训练器。在乳牙期就可以开始早期治疗,要求患者清醒时戴用 1~2 小时,晚间睡觉戴用。强调主动肌肉训练,通常治疗时间是 1~2年,观察至牙齿完全替换并建立咬合。传统功能性矫治器制作比较复杂,一般选择生长发育高峰期到来之前进行治疗,疗程一般不超过 0.5~1 年。其他传统早期矫治器,主要是利用矫治器的机械力纠正不良习惯和错𬌗畸形,需要个性化取模型制作,疗程一般在 0.5 年之内。

口面肌功能治疗不影响牙齿替换,戴用训练器时不能说话。

需要明确,作为一种治疗方法,口面肌功能治疗可以与其他治疗手段相结合,达到更好的治疗效果。

21. 什么时机需要介入传统正畸治疗?

口面肌功能治疗的应用重点是在早期预防和早期干预,目的是让异常肌肉功能可能导致的颅面发育畸形尽量不发生,或者是治疗已经发生的颅面畸形,使之不要变得更严重,是治未病、治欲病。在口面肌功能治疗的过程中,并不排斥与任何其他矫治手段的结合,对于牙齿已经替换完成,仍需传统正畸治疗的患者,应及时进行传统矫治。通常,配合良好的口面肌功能治疗患者,可以简化传统正畸治疗。配合欠佳或者不良习惯较顽固的患者,在固定矫治时,建议继续配合口面肌功能治疗。

22. 成人可以做口面肌功能治疗吗?

成人也有很多不良的肌肉习惯,同样可以进行口面肌功能治疗,取得一定的治疗效果。只是成人生长发育已经停止,不像生长发育期孩子的骨骼有较强的可塑性,成人疗效不如孩子那样快,不好预测。肌功能异常的成人正畸患者,配合口面肌功能治疗,正畸治疗效果及稳定性会更好。

附录 1　口面肌功能评估表

姓名 _____　性别 _____　年龄 _____　生日 _____　检查日期 _____

主诉 _____

口外检查：

体位姿势	呼吸	舌	吞咽	口面肌肉	不良习惯
□ 正常 □ 头前倾 □ 肩前倾	□ 鼻呼吸 □ 开口姿势 □ 口呼吸	□ 正常 □ 舌位于牙列间 □ 低舌位 □ 舌运动自如 □ 舌系带短	□ 咬肌与颊肌收缩 □ 唇肌与颊肌收缩 □ 口轮匝肌收缩 □ 吐舌	□ 颏唇沟 □ 唇闭合不全 □ 口周肌肉紧张	□ 吮拇指 □ 吮指 □ 使用安抚奶嘴 □ 使用奶瓶 □ 其他
备注：	备注：	备注：	备注：	备注：	备注：

口内检查：　　　　　　　　　　牙列式　　　　　　　　　扁桃体

牙齿排列	弓形		咬合	面部发育
	上颌	下颌		
□ 整齐 □ 上牙列拥挤 □ 下牙列拥挤 □ 中线居中 □ 中线偏斜	□ 正常 □ 狭窄 □ 扁平	□ 正常 □ 狭窄 □ 扁平	□ 正常 □ 深覆𬌗 □ 深覆盖 □ 开𬌗 □ 反𬌗　　□ 前牙 　　　　　□ 后牙	□ 正常 □ 面中部发育不足 □ 面下部发育不足 □ 下面高过长

X 线检查：　　　　　　　　　　腺样体

治疗计划：

家长同意接受治疗并签名：_____　日期：_____

附录2 口面部肌功能评估计分表

日期：

姓名：　　　　　　　　　出生日期：　　　　　　　　年龄：

家庭地址：

外观与姿势

唇姿势		得分
正常	正常	（3）
闭唇费力	唇、颏部肌肉活动	（2）
唇闭合不全	轻度功能障碍	（2）
	重度功能障碍	（1）

垂直向下颌骨位置		得分
正常	有息止间隙	（3）
牙齿咬合	无息止间隙	（2）
开口姿势位	轻度	（2）
张口过度	重度	（1）

颊部		得分
正常		（3）
体积增大或软弱无力/下垂	轻度	（2）
	重度	（1）

面部		得分
左右对称	正常	（3）
不对称	轻度	（2）
	重度	（1）

舌位		得分
位于口腔内	正常	（3）
位于牙弓间	适应性改变或功能障碍	（2）
	过度前伸	（1）

续表

腭部		得分
	正常	(3)
宽度减小	轻度	(2)
	重度	(1)

运动

如存在功能运动不准确、震颤、伴随其他功能的运动（如舌头运动时伴有嘴唇运动），及不能完成正常的生理动作，则称功能障碍。

表现	唇部运动			
	前伸	后退	向右	向左
准确	(3)	(3)	(3)	(3)
不准确	(2)	(2)	(2)	(2)
严重失能	(1)	(1)	(1)	(1)

结果（合计）

表现	舌部运动					
	前伸	后退	向右	向左	上抬	下降
准确	(3)	(3)	(3)	(3)	(3)	(3)
不准确	(2)	(2)	(2)	(2)	(2)	(2)
严重失能	(1)	(1)	(1)	(1)	(1)	(1)

结果（合计）

表现	颌骨运动				
	张口	闭口	右侧移位	左侧移位	前伸
准确	(3)	(3)	(3)	(3)	(3)
不准确，偏移	(2)	(2)	(2)	(2)	(2)
严重失能	(1)	(1)	(1)	(1)	(1)

结果（合计）

表现	颊部运动			
	鼓腮	吸吮	缩回	从右向左移动空气
准确	(3)	(3)	(3)	(3)
不准确	(2)	(2)	(2)	(2)
严重失能	(1)	(1)	(1)	(1)

结果（合计）

功能

呼吸		得分
鼻呼吸	正常	(3)
口呼吸	轻度功能障碍	(2)
	重度功能障碍	(1)
结果		

吞咽:唇部动作		得分
正常唇闭合	不费力	(3)
用力唇闭合	轻度功能障碍	(2)
	中度功能障碍	(1)
不能唇闭合	重度功能障碍	(0)
结果		

吞咽:舌头运动		得分
位于口腔内	正常	(3)
位于牙弓间	适应性改变或功能障碍	(2)
	过度前伸	(1)
结果		

吞咽:其他行为与改变		得分
头部运动	无	(1)
	有	(0)
面部肌肉紧张	无	(1)
	有	(0)
食物外溢	无	(1)
	有	(0)
结果		
吞咽总分(合计)		

补充项目——吞咽效率	得分
固体食团	
无重复吞咽	(3)
一次重复吞咽	(2)
多次重复吞咽	(1)
液体食物	
无重复吞咽	(3)
一次重复吞咽	(2)
多次重复吞咽	(1)
结果	

续表

咀嚼			得分
双侧		交替	(4)
		同时	(3)
单侧		偏好（66% 单侧咀嚼）	(2)
		慢性（95% 单侧咀嚼）	(1)
前牙		用切端磨碎食物	(1)
无咀嚼功能			(1)
结果			

咀嚼：其他行为改变		得分
头部运动	无	(1)
	有	(0)
体位姿势改变	无	(1)
	有	(0)
食物外溢	无	(1)
	有	(0)
结果		

咀嚼总分（合计）	
咀嚼时间（秒）	
测试食物	

咬合功能评估

下中线	居中	右偏	偏移量（mm）	左偏	偏移量（mm）

下颌运动

	运动					量（mm）		
	正常	疼痛		偏移		覆盖	切端距离	总量
闭口		右	左	右	左			
开口		右	左	右	左			

续表

侧方运动	疼痛		咬合引导	咬合干扰		
				工作侧	平衡侧（非工作侧）	量（mm）
右	右	左				
左	右	左				

前伸运动	运动				后牙咬合干扰		量（mm）		
	疼痛		偏移		右	左	覆𬌗	距离	总量
	右	左	右	左					

关节弹响	开口	闭口	前伸	右侧移动	左侧移动
右					
左					

附录3 口面肌功能治疗知情同意书

肌功能治疗目标

通过我们的共同努力,做好肌肉功能训练,孩子们将:

1. 用鼻呼吸。
2. 双唇闭合。
3. 舌头上抬。
4. 正确地吞咽。
5. 减少今后拔牙、戴钢牙套和保持器的概率。
6. 牙齿排齐。
7. 拥有美丽的面庞。

肌功能治疗为3～15岁的孩子,提供及时的诊断和最根本的治疗,通过追根查源,从病因入手治疗牙齿不齐。

肌功能训练器的几点说明

1. 材料过敏者不能使用。
2. 戴训练器不能说话。
3. 不按要求戴用就没有效果。
4. 气道阻塞因素不去除,会影响鼻呼吸的建立。
5. 不能解决先天缺牙、牙齿间隙的问题。
6. 精细排齐牙齿有限(尤其是扭转严重的牙齿)。
7. 遗传、骨性问题不能解决。

治疗之前，请您仔细阅读

1．肌功能治疗，是通过<u>口周肌群的训练和破除口腔坏习惯</u>，从病因入手，早期预防、阻断和纠正牙颌畸形。

2．研究表明，牙齿拥挤和牙弓狭窄，主要是由于孩子不正常的吞咽和呼吸方式造成的，如不纠正，会导致正畸疗效不稳定和颞下颌关节问题。对于口呼吸、异常唇舌习惯等不良习惯的纠正，可以<u>促进</u>正在生长发育的牙弓、牙列和口颌系统的<u>正常生长</u>，避免畸形的进一步发展，避免钢牙套治疗后的复发和长期戴用保持器，<u>达到牙齿整齐和面型美观</u>。

3．肌功能训练器<u>无创、简便、较舒适</u>，有利于口颌系统的正常生长发育，不会影响和妨碍传统正畸治疗，而是<u>可以简化今后可能要做的矫正治疗</u>，并使矫治效果更稳定。

4．肌功能矫治器针对不同年龄和不同畸形，有不同的训练器，需在<u>医师指导</u>下选择使用，<u>疗效依赖于患者的良好配合，纠正不良习惯需要较长时间</u>。

5．初戴训练器后会有异物感，需要孩子慢慢适应。要求每天<u>清醒时戴用1～2小时，每晚睡觉戴用</u>，并认真配合<u>相关肌肉训练</u>，就会有好的治疗效果。

6．治疗分为<u>四个阶段：纠正不良习惯、促进牙弓发育、排齐牙齿、保持，需要戴　个训练器，主动治疗时间：　　　　</u>，观察至恒牙完全萌出。

7．<u>训练器损坏、丢失需重新购买。连续 3 个月无故不复诊，视为自动放弃治疗</u>。

8．患者的<u>病历、模型、照片、X 线片</u>等资料，是医师对患者进行诊断、治疗、会诊和观察复发等的重要资料，由<u>医院保存，仅用于医疗和学术交流</u>。

如果您已和孩子看过相关宣教视频，完全明白上述内容，愿意接受并配合肌功能治疗，能按规定交纳费用，请签字。

患者家长：_____　　　　　日期：_____

医　　　生：_____　　　　　日期：_____

附录4 训练器配戴记录表

患者姓名：_____ 年龄：_____ 性别：_____

要点：闭嘴，用鼻呼吸，舌放在上腭，不要使劲咬训练器，不要说话。

序号	日期	清醒配戴时间	晚间配戴时间	累计时间/配戴情况
1				
2				
3				
4				
5				
6				
7				
8				
9				
10				
11				
12				
13				
14				
15				
16				
17				
......				
50				

肌肉训练：

参考文献

1. Joy L. Moeller. Orofacial Myofunctional Therapy：Why Now？The Journal of Craniomandibular Practice，2012，30：235-236

2. Licia Coceani Paskay. Orofacial myofunctional disorders：assessment，prevention and treatment. JAOS，2012，March/April：34-40

3. Joy L. Moeller，Licia Coceani Paskay，Michael L. Gelb. Myofunctional therapy：a novel treatment of Pediatric，sleep-disordered breathing. Sleep Med Clin，2014，9（2）：235-243

4. Joy Moeller. Orofacial myofunctional therapy—the critical missing element to complete patient care. Dentaltown. com，2010，August：1-5

5. 傅民魁. 口腔正畸学. 第6版. 北京：人民卫生出版社，2012

6. Peter E. Dawson. 功能殆学从颞下颌关节到微笑设计. 张豪，陈俊主译. 沈阳：辽宁科学技术出版社，2005

7. 近藤悦子. 基于呼吸及口周肌功能的正畸临床治疗. 白玉兴，杨力，赵弘主译. 北京：人民军医出版社，2009

8. Mills CS. International Association of Orofacial Myology History：origin-background-contributors. Int J Orofacial Myology，2011，37：5-25

9. 段银钟. 口腔正畸临床技术大全. 北京：人民军医出版社，2003

10. Robert M. Mason. Myths that persist about orofacial mycology. International Journal of Orofacial Myology，2011，37（11）：27-38

11. JoAnn Smithpeter，David Covell Jr. Relapse of anterior open bites treated with orthodontic appliances with and without orofacial myofunctional therapy. Am J Orthod Dentofacial Orthop，2010，137（5）：605-614

12. German Ramirez-Yañez. Early treatment of malocclusions：prevention and interception in primary dentition. Colombia：J Ramirez Press，2009

13. 汪晓彤，葛立宏. 喂养方式对儿童牙、牙列、颌骨生长发育的影响. 北京大学学报（医学版），2015，47（1）：191-195

14. 石四箴. 儿童口腔医学. 第2版. 北京：人民卫生出版社，2004

15. Profit WR. Lingual pressure patterns in the transition from tongue thrust to adult swallowing. Arch Oral Biol，1972，17：555-563

16. Uma B. Dixit，Raghavendra M. Shetty. Comparison of soft-tissue，dental，and skeletal characteristics in children with and without tongue thrusting habit. Contemp Clin Dent，2013，4（1）：2-6

17. Maspero C，Prevedello C，Giannini L，et al. Atypical swallowing: a review. Minerva Stomatol，2014，63：217-227

18. 林久祥. 现代口腔正畸学——科学与艺术的统一. 第2版. 北京：中国医药科技出版社，1996

19. Saduka M，Zishizawa M. Study of the lip bumper. J Dent Res，1970，49：667

20. Claudia Maria De Felicio，Claudia Lucia Pimenta Ferreira. Protocol of orofacial myofunctional evaluation with scores. International Journal of Pediatric Othorhinolaryngology，2008，72：367-375

21. 曾祥龙. 现代口腔正畸学诊疗手册. 北京：北京医科大学出版社，2000

22. 沈刚. 突面畸形分类的原理与临床意义. 上海口腔医学杂志，2016，25（2）：129-135

23. Joy L. Moeller，David Gilbert Kaplan，Patrick McKeown. Treating patients with mouth breathing habits: the emerging field of orofacial myofunctional therapy. JAOS，2012，March/April：10-12

24. Oscar Quirós A，Jelsyka Quirós C，Oscar Quirós C. The secrets of the trainer and myobrace appliances and the biofunctional system. ALMOCA，2016